中国医学临床百家

朱 红／著

儿童错殆畸形早期矫正
朱红 2020 观点

科学技术文献出版社
SCIENTIFIC AND TECHNICAL DOCUMENTATION PRESS

·北京·

图书在版编目（CIP）数据

儿童错殆畸形早期矫正朱红2020观点 / 朱红著. —北京：科学技术文献出版社，
2020.4（2024.1重印）

ISBN 978-7-5189-6167-2

Ⅰ.①儿…　Ⅱ.①朱…　Ⅲ.①儿童—口腔正畸学　Ⅳ.①R783.5

中国版本图书馆 CIP 数据核字（2019）第 238321 号

儿童错殆畸形早期矫正朱红2020观点

策划编辑：李　丹　责任编辑：李　丹　张　旭　责任校对：张吲哚　责任出版：张志平

出　版　者	科学技术文献出版社
地　　　址	北京市复兴路15号　邮编　100038
编　务　部	（010）58882938，58882087（传真）
发　行　部	（010）58882868，58882870（传真）
邮　购　部	（010）58882873
官方网址	www.stdp.com.cn
发　行　者	科学技术文献出版社发行　全国各地新华书店经销
印　刷　者	北京虎彩文化传播有限公司
版　　　次	2020年4月第1版　2024年1月第5次印刷
开　　　本	710×1000　1/16
字　　　数	95千
印　　　张	11.5
书　　　号	ISBN 978-7-5189-6167-2
定　　　价	108.00元

版权所有　违法必究

购买本社图书，凡字迹不清、缺页、倒页、脱页者，本社发行部负责调换

序
Preface

韩启德

欧洲文艺复兴后，以维萨利发表《人体构造》为标志，现代医学不断发展，特别是从19世纪末开始，随着科学技术成果大量应用于医学，现代医学发展日新月异，发生了根本性的变化。

在过去的一个世纪里，我国现代化进程加快，现代医学也急起直追。但由于启程晚，经济社会发展落后，在相当长的时期里，我国的现代医学远远落后于发达国家。记得20世纪50年代，我虽然生活在上海这个最发达的城市里，但是母亲做子宫切除术还要到全市最高级的医院才能完成；我患猩红热继发严重风湿性心包炎，只在最严重昏迷时用过一点青霉素。20 世纪 60—70 年代，我从上海第一医学院毕业后到陕西农村基层工作，在很多时候还只能靠"一根针，一把草"治病。但是改革开放仅仅 30 多年，我国现代医学的发展水平已经接近发达国家。可以说，世界上所有先进的诊疗方法，中国的医生都能做，有的还做得更好。更为可喜的是，近年来我国医学界开始取得越来越多的原创性成果，在某些点上已经处于世界领先地位。中国医生已经不再盲从发达国家的疾病诊疗指南，而能根据我们自己的经验和发现，根据我国自己的实际情况制定临床标准和规范。我们越来越有自己的东西了。

要把我们"自己的东西"扩展开来，要获得越来越多"自己的东西"，就必须加强学术交流。我们一直非常重视与国外的学术交流，第一时间掌握国外学术动向，越来越多地参与国际学术会议，有了"自己的东西"也总是要在国外著名刊物去发表。但与此同时，我们更需要重视国内的学术交流，第一时间把自己的创新成果和可贵的经验传播给国内同行，不仅为加强学术互动，促进学术发展，更为学术成果的推广和应用，推动我国医学事业发展。

我国医学发展很不平衡，经济发达地区与落后地区之间差别巨大，先进医疗技术往往只有在大城市、大医院才能开展。在这种情况下，更需要采取有效方式，把现代医学的最新进展以及我国自己的研究成果和先进经验广泛传播开去。

基于以上考虑，科学技术文献出版社精心策划出版《中国医学临床百家》丛书。每本书涵盖一种或一类疾病，由该疾病领域领军专家撰写，重点介绍学术发展历史和最新研究进展，并提供具体临床实践指导。临床疾病上千种，丛书拟以每年百种以上规模持续出版，高时效性地整体展示我国临床研究和实践的最高水平，不能不说是一个重大和艰难的任务。

我浏览了丛书中已经完稿的几本书，感觉都写得很好，既全面阐述了有关疾病的基本知识及其来龙去脉，又介绍了疾病的最新进展，包括笔者本人及其团队的创新性观点和临床经验，学风严谨，内容深入浅出。相信每一本都保持这样质量的书定会受到医学界的欢迎，成为我国又一项成功的优秀出版工程。

　　《中国医学临床百家》丛书出版工程的启动，是我国现代医学百年进步的标志，也必将对我国临床医学发展起到积极的推动作用。衷心希望《中国医学临床百家》丛书的出版取得圆满成功！

　　是为序。

作者简介
Author introduction

朱红，首都医科大学附属北京儿童医院口腔科主任医师，特级专家。

现任北京口腔医学会儿童口腔专业委员会副主任委员，北京医学会口腔医学分会常务委员，北京口腔医学会镇静镇痛专业委员会常务委员，北京口腔医学会口腔预防专业委员会常务委员，北京慢病防治管理协会口腔专业委员会常务委员等，世界正畸联盟（World Federation of Orthodontists，WFO）会员。承担首都卫生发展专项基金和北京市自然科学基金的评审工作。

从事儿童口腔疾病诊疗工作36年。1984年毕业于北京大学口腔医学院。1991年，在首都医科大学附属北京口腔医院口腔正畸科进修学习一年，开展儿童错𬌗畸形早期矫正29年。1998年，作为交换学者赴加拿大温哥华的不列颠哥伦比亚儿童医院（British Columbia Children's Hospital）口腔科进修学习，专门学习了唇腭裂儿童的术前、术后正畸治疗，以及儿童全麻下的龋病治疗等，在当时，我国尚未完全开展有关这些技术的儿童口腔治疗项目。2002年，口腔科从五官科分出，成为独立科室，自此担任首都医科大学附属北京儿童医院口腔科主任13年。首都医科大学附属北京儿童医院口腔科从治疗项目单一的小科室，逐步发展完善，成为集检查、诊断、治疗、正畸、预防、保健等于一体的综合性儿童口腔疾病专业诊疗中心，受到越来越多家长的信赖，在国内外同行中也获得了愈来愈高的评价，其中，美国儿童牙科学会连续三任主席曾率代表团来到首都医科大学附属北京儿童医院进行学术交流。

朱红医生多年来一直工作在儿童口腔临床医疗的第一线，带领首都医科大学附属北京儿童医院口腔科团队在国内最早开展了儿童错殆畸形的早期矫治，唇腭裂儿童的术前、术后正畸治疗，以及埋伏牙的早期正畸牵引等，并积累了大量的成功病例。同时承担针对首都医科大学儿科系学生儿童口腔疾病部分的教学工作和在职研究生的临床带教工作。口腔专业对临床经验、操作技能要求很高，最近几年更加专注在儿童口腔早期矫正方面的临床研究、继续教育及临床医疗工作。

主要学术方向：儿童错殆畸形早期矫正的研究，唇腭裂儿童术前正畸治疗的研究，患有全身性疾病儿童的口腔管理、治疗安全性研究等。发表儿童口腔相关的临床科研论文20余篇，如：《唇腭裂婴儿术前正畸治疗的优势附85例病例报告》《乳牙反殆矫正后复发率及其影响因素研究》《闭合式开窗术在完全骨内阻生埋伏牙导萌中的应用》等。参与了多项国家自然科学基金、北京市科技计划项目的研究。担任主编及参与多部书籍的撰写及翻译工作。

前 言
Foreword

　　我从北京大学口腔医学院毕业后就一直从事儿童口腔疾病的诊疗工作，在儿童口腔领域工作 30 余年，进行儿童错𬌗畸形的矫正也有 20 余年了，对儿童口腔医疗在国内的发展历程有着深刻体会。

　　国内儿童口腔疾病的治疗工作起步较晚，在我刚工作的时候整体水平还是比较低的，在当时人们的观念中，对口腔健康很不重视，对儿童口腔疾病的预防与治疗更是毫不在意，认为乳牙迟早要被替换，如果不是痛得不能吃饭是不会去看医生的。基本的口腔设备陈旧与欠缺，治疗方法和材料落后，极大地限制了儿童口腔学科的发展。那个时候，我对这个专业的前景也产生了深深的忧虑，觉得没有发展前途，甚至怀疑自己是否选错了行。1998 年，我有机会到加拿大温哥华的不列颠哥伦比亚儿童医院（British Columbia Children's Hospital）口腔科进修，在进修期间首次了解到发达国家对儿童口腔的重视程度，惊奇地发现在儿童医院全麻下的龋病治疗已经成为低龄儿童的常规治疗方法。我参加了唇腭裂儿童序列治疗小组每周一次的联合会诊，在小组中有 3 名正畸医生全程参与唇腭裂儿童术前、术后的正畸治疗，经过治疗的唇腭裂儿童发音很好，容貌美观程度也得到了显著的改善，效果非常好。我也去过他们的诊所参观学习，发现那里儿童的预防保健工作是极其完善的，家长会定期带着儿童进行口腔检查，发现问题可以尽快得到相关专业的治疗，儿童出现牙齿咬合及发育问题能够得到及时纠正。通过进修学习，我了解到儿童口腔医学在国际上的发展状况，深深感到随着经济的发展和人们观念的转变，国内儿童口腔诊疗具有极大的发展潜力，这个专业的发展前景非常广阔。回国后，我在国内比较早也比较积极地开展了错殆畸形的早期矫正。

事实上也是这样的，随着国内经济的快速发展，人们越来越注重自身口腔的健康，对口腔疾病预防和治疗重要性的认知程度也在不断加强，更多的家长开始重视儿童的牙齿排列和容貌美观。根据口腔流行病学调查统计，儿童错殆畸形的发病率仅次于儿童龋齿，位列儿童口腔疾病发病率的第二位。最近这些年，国内儿童错殆畸形的早期矫正工作受到了越来越多的关注。在儿童口腔科门诊中，因儿童牙列不齐和咬合异常前来就诊并要求治疗的病例日益增多，作为在儿童医院口腔科工作的正畸医生，我会比较早地接触到患有错殆畸形的儿童。很有幸，因为早年的出国进修，我有机会更早地关注和研究儿童颌面部发育的特点，开展儿童错殆畸形的早期矫正工作，并且积累较多的经验，使许多儿童早期受益。

对于什么时候是进行矫正的最佳时机这个问题，在口腔正畸学界，很多年以来都存在着两种观点的争议。

过去传统的观念认为"12岁以后，乳牙全部替换完成后才能开始矫正牙齿"，主张不需要早期矫正儿童牙列问题，认为早期难以预测替牙期和恒牙期的变化，没有必要过早开始矫正，常常建议患儿家长等待儿童乳牙完全被替换后再开始矫正。在我刚开始从事儿童口腔正畸工作的时候，国内这种观点是占据主流的，那个时候，正畸医生对错牙合畸形开展早期矫正工作也面临着很多困惑和压力，即使到了现在，很多从事口腔专业的医护人员中仍然存在这种观念，并且在以这种观念指导家长，以至于有些错牙合畸形的儿童错过了早期矫正的最佳时机。事实上这是在用治疗成人患者的思维在对待儿童的早期正畸治疗。

现代口腔医学对错牙合畸形发生机制的深入研究，对错牙合畸形的危害有了更进一步了解，同时随着矫正技术的发展和新型矫正器的不断出现和应用，也改善了早期矫正的效果和舒适感，矫正的过程更容易获得儿童的接受，早期矫正的优势和重要性获得了越来越多的共识，也逐渐成为现代口腔正畸专业发展的主流与方向。

首先，儿童时期是全身发育的重要时期，也是儿童的口腔颌面部形成和完善的重要阶段。这个时期如果受到一些不利因素的影响，极容易导致错牙合畸形的发生。很多研究发现，错牙合畸形在儿童的牙齿替换完成前已经有所表现，很多类型的错牙合畸形程度随着儿童的生长发育逐渐加重。如果能够发现导致错牙合畸形的病因，如各种口腔不良习惯、牙齿萌出异常等，早期去除病因，可以阻断其发展，并最大限度地创建颅面颌协调发育的口腔环境，有利于儿童牙齿自然的正常发育，或者降低错殆畸形的严重程度，同时也会减少需要拔牙矫正的病例数量。针对病因的治疗，其实是最根本的治疗。如果没有纠正致病因素，而只是单纯进行牙齿矫正，在很多情况下会出现错殆畸形的复发。

其次，儿童的颌骨与成人有不同的特点，在儿童生长发育早期，颌面部的组织细胞代谢最活跃，生长速度快，牙周组织及颌骨具有较强的可塑性和适应性，在比较轻柔的持续外力作用下就会发生变形，在这个阶段使用轻微的矫正力，在较短时间的矫正疗程内就可以起到预防或阻断错殆畸形发生的作用，充分利用儿童生长的潜力进行矫治可以取得事半功倍的效果，有时仅仅依靠一些简单的矫治装置就能在 3 ~ 6 个月内取得较好的效果。当乳牙都被替换完成后，颌面部发育大部分已经完成，再想改变牙槽骨异常发育的难度就比较大了。而且随着儿童年龄的增长，纠正不良习惯也更加困难，在临床中常常遇到这种情况，患儿的牙齿排列和咬合关系可以通过正畸矫正恢复，但是口周肌肉功能的异常很难改变，导致错殆畸形的复发。儿童期的矫正可以同时恢复正常的咬合关系和口周肌肉功能。

另外一点不容忽视的是，错殆畸形的直接表现是影响颜面部的美观和形象，儿童对自己的容貌美观是非常敏感的，牙齿和颌面部的不美观，可能会被同学嘲笑，儿童的自尊心、自信心都会受到很大影响，早期矫正错殆畸形，有利于儿童的心理健康，有利于开朗、自信性格的培养。

　　早期矫正错殆畸形的时机非常重要。早期矫正并不能确定明确的年龄和时间，因为错殆畸形可能出现在不同的牙列发育阶段，不能单纯认为年龄小就是早期，"早期"是指在错殆畸形发生的早期。儿童错殆畸形的早期矫正可能贯穿于乳牙列期、混合牙列早期和晚期、恒牙列早期等各个颅面颌的发育时期。早期矫正更多的是从病因入手进行治疗。发育期患儿的面部更能适应治疗标准，使结果更能令人满意；如果开始治疗的时间延后，颌骨完成了大部分发育，牙齿的排列可能要更多地适应当下面部及颌骨的情况，影响矫正效果，也增加了矫正难度。

　　但是值得注意的是，早期矫正并不意味着发现所有的问题立刻就要开始矫正，要认识到早期矫正的局限性，而不是不加选择地进行治疗，需要辨别哪种异常可以受益于早期治疗，这非常重要，需要选择最佳的矫正时间，遵循阶段性原则。这就对正畸医生提出更高的要求，从事儿童错殆畸形早期矫正的医生必须要掌握儿童口腔颌面部生长发育的基础知识，同时具备正畸专业技能。遵循儿童的生长发育规律，正确选择临床适应证、矫正时机和矫正方法是保证疗效、防止临床过度治疗的关键。

　　当出版社的编辑向我邀约撰写关于儿童口腔正畸方面的书时，我注意到很多正畸医生和儿童口腔科医生及全科医生纷纷进入到儿童早期矫正的行列，一方面为早期矫正得到大家的重视、有更多的人喜爱并愿意加入这项工作而感到高兴；另一方面也看到一些问题，如有的正畸医生直接套用成人正畸治疗的方法应用于儿童，没有关注到儿童的生长发育潜力问题，有的儿童口腔科医生和全科医生尚不具备正畸专业的基本知识和技能，就开始给儿童进行早期矫正治疗，由于选择的矫正方法不正确，花费很长时间矫正，却不能达到预期效果，还可能耽误儿童的最佳治疗时间。用于儿童早期矫正的方法及矫正器种类繁多，有的看上去简单，但是如何选择和使用合适的矫正方法及矫正器却并不简单，需要正确地进行分析诊断和不断积累经验，矫正器仅仅是工具，医生的技术和经验才是真正的价值所在。就像希波克拉底所倡导的那样——医术是一切技术中最美和最高尚的，不伤害患者应该是每个医生的行医宗旨，尽己之所能，判断力之所及，谨守为患者谋利益之信条。

由于工作繁忙，这本书的交稿时间拖延了近2年，终于能够完成。这本书总结了自己近30年进行错殆畸形诊疗的临床经验，以及我个人对儿童早期矫正的理解和认识，并附有典型病例的展示，希望能纠正一些过时的观点，使儿童不要错过错殆畸形矫正的黄金期，期望能够对正在或将要从事儿童口腔错殆畸形早期矫正的医生有所帮助，更希冀有不同观点的同行共同探讨，批评指正。

为儿童提供高水平的、舒适化的、优质的诊疗服务，让每一个儿童拥有健康的牙齿、美丽的笑容是我们的最大心愿。

朱红

目 录
Contents

儿童口腔错殆畸形的流行病学特征及概述

1. 儿童错殆畸形的发病率呈现上升的趋势

儿童处于持续的生长发育阶段，伴随着机体的生长，口腔颌面部的骨骼、肌肉等软组织、牙齿及咬合等也都按照一定的规律发育、变化。在这个过程中，如果受到先天或后天各种因素的影响，导致颅骨、颌骨、牙齿排列及咬合异常，统称为错殆畸形。错殆畸形的发病率仅次于龋齿，是位列第二的儿童口腔常见疾病。

世界各国及我国各地区关于错殆畸形发病率的报告相差比较大，这可能与不同地区种族、饮食习惯、生活环境、经济发展状况等方面的差异，以及各国学者在调查时所依据的标准不同有关。2015 年瑞典的 Dimberg L 等学者报道的瑞典儿童不同年龄错殆畸形发生率分别为 3 岁 71%，7 岁 56%，11.5 岁 71%。印度的 Dhar V 等学者 2007 年报道的 5 ～ 14 岁儿童错殆畸形发生率为 36.42%。德国 Stahl F 等研究者 2004 年对 8864 名学龄前儿童及学龄儿童的乳牙列期和混合牙列期进行研究，错殆畸形发病率为 57%。在我国，2000 年由中华口腔医学会组织的全国性口腔流行病学调查结果显示，我国儿童与青少年的错殆畸形患病率为 67.82%，比 20 世纪 60 年代初的 48% 增长了 19.82%。其中各个年龄阶段错殆畸形的患病率分别为乳牙列期 51.84%，混合牙列期 71.21%，恒牙列期 72.92%，从乳牙列期到混合牙列期呈现明显的上升趋势，从混合牙列期到恒牙列期增加并不明显。最近的统计，2017 年上海对 2335 名 3 ～ 5 岁幼儿园儿童进行流行病学调查，结果为乳牙列期错殆畸形患病率为 83.9%，性别差异无显著性，明显高于 2000 年的全国平均水平。

综合上述统计，儿童错殆畸形的患病率呈现上升趋势，而且在儿童生长发育的早期口腔错殆畸形已经基本形成。因此，儿童错殆畸形的矫正涵盖了儿童颅颌面生长发育的各个年龄阶段，包括了乳牙列期、混合牙列期及恒牙列早期，比起成人正畸需要考虑的因素更多，在不同的面颌部发育阶段需要采用不同的矫正方法、选择不同的矫正技术。

2. 儿童错殆畸形的临床表现形式复杂多样

儿童错殆畸形主要表现为 3 个方面：①牙齿排列问题，如牙齿扭转、唇颊向移位、腭舌向移位、近远中移位、过高位、过低位、埋伏阻生及先天缺失等；②上下颌骨的结构形态与生长发育不协调，牙弓发育异常，造成患儿面型前突、凹陷、牙弓狭窄、牙弓过宽或牙弓发育不对称等；③颌骨相对于颅骨位置异常，可表现为平均生长型、垂直生长型和水平生长型这三种不同生长型的错𬌗畸形。

乳牙列期的主要表现：①乳前牙反𬌗、后牙反𬌗（包括单侧乳后牙反𬌗、双侧乳后牙反𬌗），乳前牙反𬌗是乳牙列阶段最常见的错𬌗畸形类型。这个阶段多数儿童面型的异常不明显，主要表现为咬合异常，但是也有少数儿童鼻部下方显得凹陷，上唇变薄，下唇增厚外翻；②乳前牙深覆𬌗、深覆盖，常表现为上颌突出，微笑时牙龈暴露较多，俗称"露龈笑"，下颌常常后缩，侧面观下颌颏部发育不足；③乳前牙开𬌗，有吐舌习惯的儿童，舌前部常位于上下前牙之间，导致上下前牙呈现"梭形"间隙，无法咬合；④牙齿排列拥挤。在乳牙列期大多数患儿并没有表现出严重的骨性特征。

混合牙列期的表现：乳恒牙替换期间，是最容易出现颅颌面发育异常的阶段。在混合牙列期主要表现为牙齿排列不齐，上颌前突、下颌后缩、上颌发育不足，下颌过度发育等。牙、𬌗、颌、颅面间关系不调而引起的各种畸形在这个阶段可能会比乳牙列阶段表现得更为突出。

恒牙列期的表现：乳牙已经完全被替换，颅颌面的发育大部分已经完成，牙齿排列不齐、上下牙弓间的殆关系异常、颌骨大小形态位置异常、颅面关系不协调等各种类型的错殆畸形比混合牙列期表现得更充分，骨性安氏Ⅱ类、Ⅲ类错殆畸形特征更明显、更典型。

3. 错殆畸形对儿童健康的影响

错殆畸形首先影响儿童口腔的健康。牙齿排列拥挤不齐，容易积存食物，缺乏自洁功能，简单的刷牙也不易彻底刷干净，因而好发龋齿、牙龈炎和牙周炎。

其次是影响口腔功能。上下颌骨的发育不协调，无论是上颌过度发育还是下颌发育不足，相应的面部软组织和肌肉组织也会发育异常。严重的上下牙弓咬合不协调导致牙齿不能正常地撕咬、切割和研磨食物，降低了牙齿的咀嚼效率，因而加重了胃肠道的消化负担，可能引起胃肠功能紊乱，减弱了食物的消化和营养的吸收，进而影响身体健康；前牙开殆状态时不能切割食物，有些音吐字不清；严重的下颌前突还会造成吞咽异常。下颌后缩则影响正常呼吸。一些牙齿错位和咬合关系的紊乱，还可能造成颞下颌关节功能紊乱，影响下颌的功能运动。

错殆畸形对美观和心理健康的影响更是显而易见的，如严重的牙列拥挤、上颌前突、下颌后缩、反咬合等，导致凸面型或凹面型，影响颜面部的美观，造成儿童心理和精神上的压力，儿童可能在社交、求职等方面感到受挫，容易自卑或孤僻，甚至出现严重的心理、精神障碍。

参考文献

1. Dimberg L，Lennartsson B，Arnrup K，et al.Prevalence and change of malocclusions from primary to early permanent dentition： a longitudinal study.Angle Orthod，2015，85（5）：728-734.

2. Zhou X，Zhang Y，Wang Y，et al.Prevalence of Malocclusion in 3- to 5-Year-Old Children in Shanghai， China.Int J Environ Res Public Health，2017，14（3）：328.

3. 傅民魁，张丁，王邦康，等 . 中国 25 392 名儿童与青少年错殆畸形患病率的调查 . 中华口腔医学杂志，2002，9（5）：151-153 .

4. Fu M，Zhang D，Wang B.The prevalence of malocclusion in China——An investigation of 25，392 children.Chin J Stomatol，2002，37：371-373.

5. Dhar V，Jain A，Van Dyke TE，et al.Prevalence of gingival diseases， malocclusion and fluorosis in school-going children of rural areas in Udaipur district.J Indian Soc Pedod Prev Dent，2007，25：103-105.

6. Grabowski MHR.Relationship between occlusal findings and orofacial myofunctional status in primary and mixed dentition. J Orofac，Orthop，2007，68（2）：74-90.

7.Stahl F，Grabowski R.Malocclusion and caries prevalence：Is there a connection in the primary and mixed dentitions?Clin Oral Investig，2004，8（2）：86-90.

8.Ravn JJ.Longitudinal study of occlusion in the primary dentition in 3-and 7-year-old children.Eur J Oral Sci 1980，88：165-170.

儿童错殆畸形的病因学研究

4. 错殆畸形的病因和发病机制十分复杂

现代人错殆畸形发病率的逐渐升高与其形成原因密切相关。其发生可以是单一因素引起，也可能是多种因素共同作用的结果。错殆畸形的病因通常分为先天性因素和后天性因素两大类。先天性因素包括内在遗传因素和母亲妊娠期间胚胎发育的环境因素；后天性影响因素较多，包括各种口腔不良习惯、替牙障碍及姿势性口面肌功能异常等。这些因素影响骨骼、肌肉和牙齿发育，导致错殆畸形。错殆畸形的病因和发病机制是十分复杂的，同一因素可以造成不同类型的畸形，而同一种错殆畸形又可由不同因素引起，也可以是若干因素共同作用的结果。

5. 在我国，遗传因素约占错殆畸形病因的 29.4%

遗传因素导致的错殆畸形占有较高的比例，有调查显示，在我国，遗传因素约占错殆畸形病因的 29.4%。遗传因素包含人类种族进化和个体发育两个方面。一方面在人类进化过程中，错殆畸形具有从无到有、从少到多、从轻到重的发展趋势，特别是人类饮食性状的改变，如食物从生到熟，由粗硬到精细，对咀嚼器官的功能刺激不断减弱，导致咀嚼器官退化。咀嚼系统中各个部分的退化速度并不一致，咀嚼肌退化最明显，颌骨次之，牙齿变化最小。由此导致了牙量和骨量的不协调，颌骨发育不足，无法容纳所有牙齿，出现牙列拥挤。在个体发育方面，错殆畸形可以由亲代遗传给子代，颌骨的大小和形态、上下颌骨的相互关系在很大程度上受到遗传因素的影响，儿童常常会表现出与父母相像的错殆畸形类型。

虽然遗传因素的影响很大，但在颌骨的发育过程中仍然会受到环境因素的影响，特别是肌肉功能对颌骨发育的影响不容小觑。因此，遗传特性受环境因素的影响在一定程度上是可以改变的。在不同的条件下，遗传基因的表现强度和方式也不同，因而错殆畸形的表现是多种多样的。比较常见的由遗传因素导致的错殆畸形有下颌过度前突、下颌后缩、上颌前突、面部不对称、深覆殆、牙列拥挤等，遗传因素的存在会增加矫治难度。

6. 母亲妊娠期环境因素与胎儿牙颌面发育异常有关

母亲妊娠期营养不良或者患病会造成胎儿牙颌面发育异常，如孕初期母亲患风疹、梅毒等，胎儿可能会发生面颌部及牙齿的畸形；胎儿本身的内分泌失调或子宫环境异常、口面部受到异常外力压迫，可能会出现面颌部不对称发育、先天性牙齿数目异常，如先天缺失牙或多生牙，多与遗传和牙胚发育障碍有关，牙齿先天缺失较多会严重影响美观，多生牙常常会干扰到正常牙的萌出；先天性唇系带异常会影响一些牙齿排列；先天性舌形态异常会影响到牙弓的发育，巨舌症可使下颌牙弓异常宽大，导致反拾；小舌症又会导致牙弓狭窄。

唇、腭裂及面裂等颜面部畸形与遗传因素有一定关系，但是也有不少研究发现其也与妊娠早期的环境因素关系密切，如孕妇病毒感染、受到 X 射线照射、营养障碍等。

7. 婴幼儿时期的一些急、慢性疾病可能影响牙、颌、面发育

婴幼儿期的急性高热性疾病，会影响牙釉质的正常钙化，导致牙齿出现斑点或缺损；内分泌紊乱，如脑垂体功能及甲状腺功能异常，在影响全身骨骼发育的同时，也会影响颌骨及牙齿的发育，如颌骨发育不足或异常增大，牙齿发育不良或萌出过早、过迟；维生素 D 缺乏引起钙、磷代谢障碍，而致颌骨、牙弓发育

畸形，临床上常呈现下颌前突、下颌角大、前牙开𬌗、牙列拥挤等错𬌗畸形的表现。

8. 儿童口腔不良习惯是导致或加重错𬌗畸形的重要因素

儿童在生长发育过程中，常出现一些习惯性的小动作，如吮指、吐舌或以舌舔牙、咬下唇、咬上唇和下颌前伸、张口呼吸、偏侧咀嚼、依恋安慰奶嘴等。这些不良习惯的持续，会引起口腔肌肉功能及咬合的异常，对于牙、𬌗、颅面的生长发育存在很大的负面影响，导致或加重某些错𬌗畸形。不良习惯导致的错𬌗畸形包括：前牙开𬌗、牙弓狭窄、前牙深覆盖、下颌后缩、下颌前突、颜面双侧不对称等。错𬌗畸形的发生及严重程度与不良习惯的持续时间、发生频率及作用强度密切相关。

9. 乳牙及年轻恒牙的龋齿可以导致错𬌗畸形的发生

龋齿会引起进食疼痛，影响咀嚼，咀嚼功能降低使颌骨发育不足，牙齿缺乏足够的萌出位置，出现牙列拥挤；当一侧牙患有龋齿时，患者为避免疼痛，更多地使用健侧咀嚼，会形成偏侧咀嚼习惯，造成面部发育不对称；牙齿邻面龋坏时，邻牙向龋坏缺损的方向移动，影响牙弓的长度和宽度；牙齿大面积龋坏会影响咬合垂直高度；乳牙根尖周炎会影响乳牙根的正常吸收，影响乳牙替换，还可能影响恒牙胚的发育和萌出方向；如果乳牙因严重龋坏过早缺失，会造成继承恒牙胚萌出间隙不足，恒牙萌出受阻或异位萌出，恒牙列难以建立正常的咬合关系，进而影响恒牙排列及咀嚼功能。

10. 混合牙列期局部障碍造成的错殆畸形

混合牙列期最常见的替牙障碍是乳牙滞留，正常情况下乳牙在口腔内行使咀嚼功能到一定时期，牙根就逐渐被吸收而牙冠脱落，由继承恒牙代替。乳牙根的吸收是一种生理过程，每颗乳牙有吸收和脱落的时限。如果乳牙根吸收不正常，乳牙不能按时脱落，就会造成乳牙滞留，呈"双排牙"现象，导致恒牙异位萌出，牙列拥挤。

如果恒牙萌出过迟，恒牙在应该萌出的年龄没有正常萌出，邻牙有可能占据恒牙的位置，出现牙齿排列问题，前牙的萌出过迟还会影响美观。恒牙迟萌的原因包括局部因素和全身性因素。个别恒牙萌出过迟与乳牙滞留、乳牙早失及乳牙病变有关。由于乳牙过早丧失，小儿习惯用牙龈咀嚼，覆盖缺隙处的牙龈成为致密性结缔组织，容易发生恒牙萌出困难，这种情况常发生在上中切牙部位。另外，乳尖牙和乳磨牙过早脱落，邻牙移位，萌出间隙不足也会导致相应恒牙萌出过迟。多生牙、牙瘤或含牙囊肿也可造成恒牙萌出受阻。通过 X 线片检查可以得到确诊。有些遗传因素也可以导致牙齿萌出和替换的异常，如颅骨、锁骨发育不全为常染色体显性遗传，表现为牙槽骨重建困难，多数恒牙缺乏萌出动力。其他全身性疾病，如先天性甲状腺功能低下，导致全身发育迟缓，会出现多数牙齿萌出过迟。

牙齿异位萌出，是指牙齿偏离正常位置萌出，可能与牙胚位置异常、含牙囊肿、多生牙、牙弓狭窄、龋齿导致的根尖周炎、萌出间隙不足等多种因素有关。

先天缺牙也会出现牙齿排列问题。先天缺牙可分为个别牙缺失（hypodontia）、多数牙缺失 (oligodontia) 和先天无牙症 (anodontia)。按照与全身疾病的关系，先天缺牙又可分为伴综合征型先天缺牙和单纯型先天缺牙。常见的伴综合征型先天缺牙有外胚叶发育不全综合征、Reiger 综合征等；单纯型先天缺牙不伴有其他系统异常。个别牙缺失的原因尚未明确，可能与牙板生成不足、牙胚增殖受到抑制、遗传或牙胚发育早期受有害物质影响有关。多数牙缺失多认为与遗传因素有关，具有常染色体显性遗传特性、常染色体隐性遗传特性和多基因遗传特性。

参考文献

1. 傅民魁 . 口腔正畸学 .5 版 . 北京：人民卫生出版社，2008：1-50.

2. 林久祥 . 口腔正畸学 . 北京：人民卫生出版社，2011：177-212.

3.町田幸雄，王晓竟.乳牙列期咬合诱导.西安：世界图书出版西安有限公司，2015：67-77.

4.葛立宏.儿童口腔医学.4版.北京：人民卫生出版社，2012：81-87.

5.王郁，葛立宏，刘鹤.第一恒磨牙异位萌出的治疗及相关进展.中华口腔科杂志，2012，47（8）：507-509.

6.Duncan K，McNamara C，Ireland AJ，et al.Sandy：Sucking habits in childhood and the effects on the primary dentition：findings of the Avon Longitudinal Study of Pregnancy and Childhood.Int J Paediatr Dent，2008，18（3）：178-188.

7.Mattar SE，Valera FC，Faria G，et al.Changes in facial morphology after adenotonsillectomy in mouth-breathing children.Int J Paediatr Dent，2011，21（5）：389-396.

儿童错𬌗畸形早期矫正得到越来越多的重视

11. 错𬌗畸形是否早期矫正存在争议

对于错𬌗畸形的矫正治疗时机一直存在两种观点的争议，一种观点主张儿童牙列问题不需要早期矫正，建议患儿家长待儿童替换恒牙后 12 岁左右再开始矫正，持这种观点的医生认为：①早期的诊断不明确，难以预测替牙期和恒牙期的变化，没有必要过早开始矫正，待所有乳牙替换完成后才能开始矫治，认为主要的生长发育完成后再开始治疗会更容易，能够避免一些生长型变异带来的不利影响；②早期矫正花费更多时间和经济成本。早期矫正的一些患者需要进行恒牙列的再次矫治，花费更多的时间成本和经济成本，那么早期治疗是否必要？Kluemper GT 等的研究认为早期正畸治疗在特定情况下是有效和理想的。在许多情况下，单阶段治疗更有效，对于许多患者来说，可以延迟至牙齿和骨骼发育的后期再进行矫正。

但是也有很多医生坚持认为等到第二磨牙萌出后再开始矫正，不利于早期消除病因和促进颌骨的正常发育。在临床治疗中我们也发现：①随着人们对牙齿健康的重视，家长和患儿因牙列不齐和咬合异常就诊，要求治疗的需求日益增多。据日本东京齿科大学千叶医院儿童口腔科的统计，主诉牙列不齐、咬合异常患儿占就诊儿童的 37.7%，以其他原因而就诊的患儿中，经检查需要进行咬合诱导治疗的占总数的 33.9%，总计有 71.6% 的患儿需要进行咬合诱导治疗；②很多类型的错殆畸形由于病因的持续存在，随着生长发育，待到恒牙列正畸治疗时，矫正难度更大，常常需要拔牙矫正，或者使用比较复杂的矫正器，同时在这个阶段有些儿童的牙齿及牙周健康已经受到损害；③由于没有纠正致病因素，而仅仅矫正牙齿，在很多情况下出现牙颌畸形矫正后的复发。华盛顿大学牙科学院的正畸医师 Little R.M. 总结了因拥挤拔除前磨牙的病例复发率占到 70%，为防止复发，强调终生佩戴保持器；④乳牙都被替换完成后再进行治疗，颌面部发育大部分已经完成，丧失了纠正牙槽骨异常发育的机会，不利于生长发育不良颌骨的生长和改建；⑤随着年龄的增长，纠正不良习惯更加困难。在治疗成人上下颌咬合关系异常时，常发现患者咬合关系可以通过正畸矫正得到恢复，但是其口周肌肉功能的异常很难改变，而儿童的适应能力更强，儿童期矫正可以同时恢复正常的咬合关系和口周肌肉功能。所有这些都引发儿童口腔科医生，尤其是正畸医生对早期矫正的重新思考。

12. 儿童错殆畸形的早期矫治成为现代口腔正畸专业发展的主流与方向

早期正畸治疗近年来在国内外越来越得到关注，在欧洲、澳大利亚、日本等开展得更早、更普遍。近年来，随着现代口腔医学对错殆畸形发生、发展机制的深入研究，对错殆畸形的危害有了更进一步的认识，很多医生的观念发生了改变，同时矫正技术和矫正器的发展、矫正方法日趋简便多样，使早期矫正的效果和舒适感不断改善，矫正的过程更容易获得儿童的接受，早期正畸治疗的优势越来越多地体现出来。因此，早期矫正的优势和重要性获得了越来越多医生的认同，成为现代口腔正畸专业发展的主流与方向。

（1）错殆畸形是在儿童生长发育的早期形成的，随着人们对牙齿健康的重视，家长和儿童在定期口腔检查的过程中，早期发现儿童牙列不齐和咬合异常，并要求治疗的需求日益增多。

（2）大部分导致错殆畸形发生的环境因素在早期检查中可以被发现。早期矫正可以尽早去除病因，利用儿童生长发育期的自身生长潜力，促进颌骨及牙槽骨的正常发育。

（3）利用生长潜力，还可以在初始阶段改变异常生长型，获得更好的面。

（4）通过间隙管理，引导恒牙正常萌出和排列。

（5）早期矫正使咬合异常在初始阶段得到完全或部分矫正，控制畸形的发展，引导颌骨生长，降低错殆畸形的严重程度，减少拔牙和复杂矫正器使用。

（6）早期纠正牙弓形态不调可以改善口周肌肉功能，为正常颌的发育及功能建立良好环境，引导牙齿沿咬合的正常生理位置生长发育，同时口周肌肉功能的改善，也减少了错殆畸形复发的可能性，矫正效果更加稳定。

（7）儿童对自己的容貌也是很敏感的，早期纠正错殆畸形，可以早期获得较好的美观面容，有利于患儿消除自卑感，建立自信心，有利于儿童的心理健康。

（8）降低上颌前突时牙齿受到意外伤害的可能性，早期排齐牙列还有利于维持牙齿清洁，预防龋齿和保持牙周健康。

（9）儿童正处于生长发育最活跃期，颌骨及软组织的可塑性强，使用比较轻柔的持续外力就可以使其发生改变，因此使用合适的、相对比较简单的矫正器，就可以达到较好的矫正效果，有部分患儿不再需要二期矫正，可以明显减低治疗成本。

Greg Dyer 的研究结果显示，儿童的矫正效果 70% 来自生长发育，30% 来自正畸牙移动；而成人的矫正效果主要来自于正畸牙移动的效果，有些颌骨发育得不协调，需要改变牙齿的轴倾度，通过牙齿过度舌倾或唇倾代偿，进行掩饰性矫正以适应颌骨的过度发育或发育不足。正如 C.Gugino 所说的"正畸治疗开始越早，面部就越能更多地适应治疗标准；反之，开始越晚，治疗标准就越要更多地适应面部。"还有学者研究发现，早期矫正在获得较好面型的同时，还能改善形体姿势。儿童错殆畸形的早期矫治，成为儿童口腔医学和口腔正畸学共同关注的重点方向。

13. 早期矫治并不能确定明确的年龄时间

错殆畸形的治疗与现代医学的理念是一致的，预防比治疗更重要。儿童错殆畸形早期矫治的主要目的是引导牙齿、颌骨及面部的正常生长发育，主要涵盖了 3 个方面：①预防：通过早期检查，发现并及时去除可能导致错殆畸形的病因，预防错殆畸形的发生；②阻断和咬合诱导：充分利用儿童生长发育的特点，对正在发生或已经形成的错殆畸形，早期做出正确的判断，阻断异常的咬合发育，创造有利于建立正常咬合的口腔环境，诱导形成正常的牙齿排列和颌骨发育；③矫治：利用正畸矫治技术，矫正各种颅、颌、面发育不协调及牙齿排列和咬合异常。早期矫治并不能确定明确的年龄时间，因为对于每个儿童来说错殆畸形可能发生在不同的牙列发育阶段，早期矫治也并不是单纯指儿童年龄的早期，而是指在错殆畸形发生的早期。因此，定期的检查是十分必要的。

美国正畸协会（American Association of Orthodontists，AAO）2011 年曾颁布过儿童错殆畸形的早期矫治指南，提出儿童正畸检查应在 7 岁以前，特别是当发现儿童出现牙齿早失或迟萌、牙列拥挤、前后牙反殆、前牙深覆盖、咀嚼或咬合异常、发音异常、口腔不良习惯、面部不协调影响美观并可能导致心理疾病等问题时，要及时就诊检查，以免耽误最佳矫正时机。Tausche 等在德国进行的流行病学调查发现，26.2% 的 6 ～ 8 岁儿童有严重的需进行矫治的错殆畸形，认为前牙反殆、后牙反殆、深覆殆、深覆盖应进行早期矫治。芬兰的 Keski-Nisula K 等在一项前瞻性对照研究中证明，5 ～ 8 岁儿童混合牙列早期使用萌出诱导矫正器，能有效阻断和矫正错殆畸形的发生与发展，减少后期矫治的临床需求，在芬兰，对儿童错殆畸形的早期预防与矫治已成为政府的儿童保健政策。Myrlund R 等的研究显示，使用萌出诱导矫正器纠正 7 ～ 8 岁混合牙列期儿童的深覆殆、深覆盖、Ⅱ类错殆畸形、下前牙拥挤效果明显。北京大学口腔医院葛立宏教授提出，5 ～ 12 岁儿童替牙期是儿童牙齿咬合诱导的黄金时期，儿童处在生长发育期，颌骨和牙齿的可塑性强。澳大利亚、美国、日本、法国等都有针对儿童早期矫正的各种功能性矫正器，在我国也有适合各个年龄段儿童的不同类型矫正器（图 1 ～图 7）。

儿童错殆畸形的早期矫治贯穿于乳牙列期、混合牙列期、恒牙列早期等各个颅颌面发育时期。通过早期检查，从发现病因和分析异常机制入手进行治疗。因此，矫治开始的最佳时机要根据错殆畸形的原因、类型和每个个体的生长发育具体情况加以选择，利用儿童生长发育早期牙列、牙周组织、殆、颌骨及面部肌肉生长最活跃阶段，对改建适应性强的特点，最大限度地调节、诱导颌骨生长，可以取得事半功倍的效果。同时要考虑到生长发育期持续多年，因此，需要遵循阶段性矫正的原则，避免给颌骨的正常发育带来负面影响。

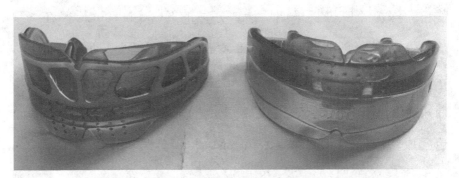

图 1 澳大利亚肌功能训练矫正器

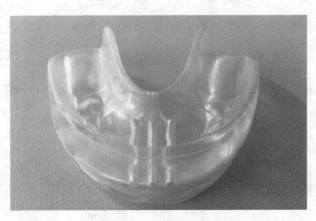

图 2 芬兰罗慕儿童牙齿矫正器

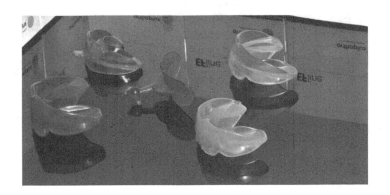

图 3 法国 EF-line 矫正器

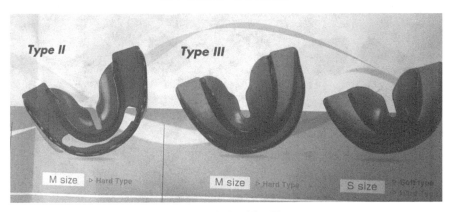

图 4 日本功能矫正器

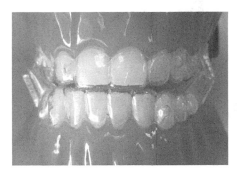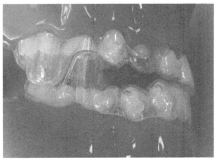

图 5 隐适美 MA 系列矫正器

中国医学临床百家

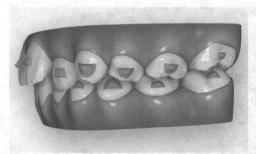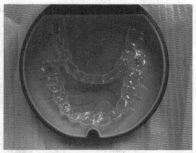

图 6 Invisalign First 系列隐形矫正器

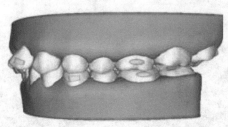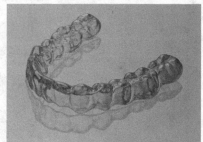

图 7 时代天使 KID 儿童隐形矫正器

参考文献

1.Kluemper GT，Beeman CS，Hicks EP.Early orthodontic treatment：what are the imperatives?J Am Dent Assoc，2000，131（5）：613-620.

2.Araújo AE，Buschang HP.早期错颌畸形——辨析与治疗.辽宁：辽宁科学技术出版社，2018；1-6.

3.Dibbets JM.Early orthodontic treatment，a diagnostic challenge Ned Tijdschr Tandheelkd，2000，107（4）：145-150.

4. 李小兵. 儿童错殆畸形早期矫治的必要性和方法. 中国实用口腔科杂志，2013，6（12）：709-717.

5.Myrlund R， Dubland M， Keski-Nisula K， et al. One year treatment effects of the eruption guidance appliance in 7-to 8-year-old children： a randomized clinical trial. Eur J Orthod， 2015， 37（2）：128-134.

6.Barros SE， Chiqueto K， Janson G， et al.Factors influencing molar relationship behavior in the mixed dentition.Am J Orthod Dentofacial Orthop， 2015，148（5）：782-792.

7.Prabhakar RR， Saravanan R， Karthikeyan MK， et al. Prevalence of malocclusion and need for early orthodontic treatment in children. J Clin Diagn Res， 2014， 8（5）：ZC60-ZC61.

8.Musich D， Busch MJ.Early orthodontic treatment：current clinical perspectives. Alpha Omegan， 2007， 100（1）：17-24.

9. Dyer GS， Harris EF， Vaden JL. Age effects on orthodontic treatment：adolescents contrasted with adults. Am J Orthod Dentofacial Orthop， 1991， 100（6）：523-530.

儿童颅颌面生长发育及预测

14. 颅颌面部生长发育高峰期个体差异较大

儿童时期颅颌面处在不断的生长发育过程中，颅颌面发育异常与儿童错𬌗畸形的发生密切相关。只有了解儿童颅颌面生长发育的特点，才能正确预测儿童颅颌面生长发育的潜力，在生长发育高峰期前使用比较简单的功能性矫正器能够获得较好的矫正效果。

颅骨和颌骨的发育速度不同，婴儿刚出生时，颅骨与颌骨之比是 8 ：1。出生后颅骨发育较快，儿童 5 ～ 6 岁时颅骨的发育已经接近成人的 90%，之后发育速度放缓，儿童 10 岁时颅骨已大致发育完成。颌面部的生长则随着牙齿发育萌出开始加速，至成人时颅、面部比例大约是 1 ：1。

颌面部发育的第一个快速期开始于 6 ～ 7 月龄，乳牙开始萌出时，至 3 岁左右乳牙建立咬合；第二个快速期开始于 4 ～ 6 岁，第一恒磨牙开始萌出时，至 10 岁左右乳牙多数替换；第三个快速期开始于 11 ～ 13 岁，第二恒磨牙开始萌出时。

上颌骨生长发育特点：上颌骨的生长主要为骨表面增生和骨缝间质增生。颅底骨骼发育推动上颌骨向前被动移位生长，主要发生在乳牙列期，也就是 7 岁以前；上颌骨缝生长主要是骨质沉积，增加上颌骨的宽度、高度和长度，在 10 岁左右生长基本结束，因此，10 岁以后矫正的效果多数是牙齿倾斜移动的结果。上颌窦的发育、牙齿的萌出和牙槽骨的发育可使面部高度增加。上颌骨的宽度在 6 ～ 8 岁增加迅速，10 ～ 12 岁基本完成。

下颌骨包括下颌骨体、下颌升支及牙槽骨。其生长方式与上颌骨不同，下颌骨的生长主要通过软骨内生长和骨膜内生长。下颌骨体内侧面骨吸收，外侧面新骨沉积，获得宽度和长度生长；下颌升支后缘增生，前缘吸收，使下颌骨长度生长；牙胚发育和牙齿萌出使牙槽骨向上增长，增加面部垂直高度；髁突的生长主要是软骨增生和骨化，持续时间较长，可能会持续到 16 ～ 19 岁，在制定矫正计划时需要加以考虑，特别是安氏Ⅲ类错𬌗的矫正，要特别注意后期髁突生长导致反𬌗加重或矫正复发的可能性。

此外，咀嚼肌运动对下颌骨形态的改变有很重要的影响，可以改变下颌角的形态。舌肌、唇肌、颊肌等口腔内外肌肉力量都会对面颌部骨骼和软组织的发育产生很大影响。

由于颅颌面部生长发育高峰期个体差异较大，要对生长发育潜力做出准确判断，仅靠年龄难以体现骨骼的成熟度和生长速度，还需要比较其他生物龄，对患者的生长发育阶段进行个性化分析，包括牙龄、骨龄、第二性征及身高等。骨龄和牙龄的评估可以评价个体发育所处的阶段，为临床正畸选择矫治时机和预测颅面生长发育潜力提供重要的参考依据。

15. 手腕骨X线片、颈椎片预测儿童颌面部发育阶段

（1）手腕骨X线片

手腕骨龄是临床评价患者生长发育的手段之一，很多学者的研究认为手腕骨的骨成熟度与颌面部发育速度联系密切。通过手腕部的X线片观察左手掌指骨、腕骨及桡尺骨下端骨化中心的发育程度，可以确定骨龄。手腕骨评价方法在国外普遍使用，如：①以Greulich-Pyle（G-P）为代表的图谱法；②以Tanner-Whitehouse II、III（TW2、TW3）为代表的评分法；③以Fishman手腕骨龄分期为代表的重点标志观察法。Turchetta等的研究认为Fishman手腕骨龄评价方法更适合颌面部发育的评价。陈莉莉等也认为Fishman手腕骨龄评价方法结合颅面骨发育的临床纵向、横向资料，分期明确，标志点清晰，与颅面骨的发育高

度相关，更适合颅面骨的发育评价，是一种相对简单并可靠的骨龄评估方法。但是也有人认为手腕骨骨化的时间与颅颌面骨成熟的时间，在临床上有 6 个月左右的误差，男女性存在差异，男孩比女孩更有意义。有研究提示，现阶段儿童、青少年的骨骼发育与 20 世纪 90 年代初制定的中国人手腕骨发育标准 CHN 法相比有所提前，女性的快速发育期比男性开始更早、也结束更早。青春突增期下颌骨的生长潜能大于上颌骨。

也有观点认为 G-P 谱法不适合我国儿童，6 岁之前我国儿童与欧美国家儿童发育情况基本近似，但 6 岁之后，特别是进入青春期，我国儿童骨发育加速，较欧美儿童提前的程度增加，因此以欧美儿童为样本制定的 TW3 法和 G-P 法不适用于中国儿童。我国制定了适用中国当代儿童骨龄标准——《中国青少年儿童手腕骨成熟度及评价方法（TY/T 3001—2006）》方法，但是由于骨发育等级定义方法不同，得出基于骨龄的数据无法与国际最新资料文献中的数据进行对比研究，不能与相应国际通用方法接轨。从目前临床应用来讲，掌指骨的骨化分析对正畸医生比较有意义，掌骨的骨化大致分为 3 个阶段：骨骺增宽至与骨干宽度相同、骨垢呈现帽状至包绕骨干、骨骺和骨干逐渐愈合。临床判断青春生长高峰期主要通过以下指标：①拇指尺侧籽骨出现；②第三指中节指骨骨垢形成垢帽；③钩状骨钙化。

（2）颈椎片

颈椎片是目前口腔正畸治疗中最常用的判断面颌部生长发育阶段的方法。因颈椎在常规头颅侧位 X 线片中可以直接观察到，不需要接受额外的 X 线照射，一方面避免了加照手腕 X 线片的二次放射危害；另一方面节省了患者的经济支出，越来越受到重视。颈椎与下颌骨生长发育的关系比手腕骨更密切，在生长发育过程中的变化更容易被观察。彭朋等的研究显示，牙龄与颈椎骨龄的相关程度大于牙龄与年龄的相关程度，在评价女性青少年牙齿发育与全身发育状况的关系，确定最适宜的正畸治疗时机等方面，颈椎骨龄是较好的参考依据。Prasad CK 等的研究认为颈椎成熟度能够准确评估骨骼成熟度，确定是否存在潜在的生长可能性，有助于正畸的诊断和治疗决策。该技术简单，使用方便，应该鼓励作为评价骨骼成熟度的首选诊断工具。

颈椎 $C_2 \sim C_4$ 的形态从楔形逐渐变为前后部高度相等的扁长方形，以后高度逐渐增加为正方形，然后继续增加为垂直尺寸大于水平尺寸的长方形，椎体下缘从扁平变为凹形，凹形曲度依次出现在 C_2、C_3、C_4，并逐渐加深。Baccetti 提出的颈椎发育分期法（CVMS）明确提出，青少年的生长发育进发期出现在 CVMS Ⅱ、CVMS Ⅲ后 1 年内，发育快速期前的 CVMS Ⅰ、CVMS Ⅱ、CVMS Ⅲ时期是早期矫正的最佳阶段（图 8 ～图 12）。

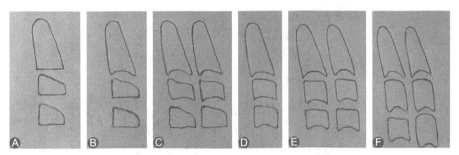

A：CVMS Ⅰ；B：CVMS Ⅱ；C：CVMS Ⅲ；D：CVMS Ⅳ；E：CVMS Ⅴ；F：CVMS Ⅵ。

图8 颈椎生长发育

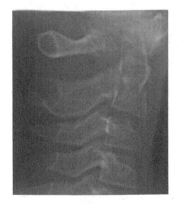

图9 5岁男孩 CVMS Ⅰ

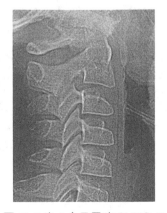

图10 9岁6个月男孩 CVMS Ⅱ

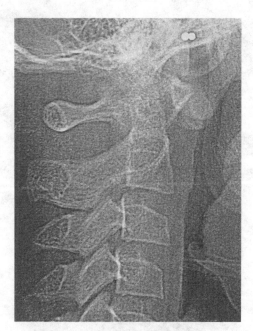

图 11 10 岁 2 个月女孩 CVMS Ⅲ

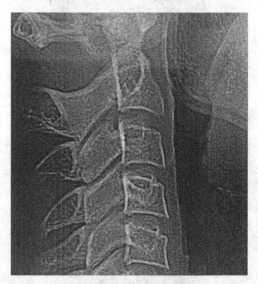

图 12 11 岁女孩 CVMS Ⅳ

16. 儿童颌面部发育阶段的牙龄预测

临床常用的 Helman 咬合发育阶段分期：

（1）Ⅰ A 期，乳牙萌出前期（出生后 0 ～ 6 个月），口腔中没有乳牙，新生儿的颞下颌关节窝是平的，下颌只能前后移动，主要行使吸吮功能。

（2）Ⅰ C 期，乳牙咬合完成前期（出生后 6 个月～ 2 岁半），乳牙陆续开始萌出，关节窝开始加深，髁突斜面开始加大，适合更加精细的运动，是儿童的咀嚼功能和语言功能的发育期，咀嚼的生理刺激可以促进颌面部快速生长发育。

（3）Ⅱ A 期，乳牙咬合完成期（2 岁半～ 6 岁），这个时期乳牙列会出现生理间隙，包括灵长间隙和发育间隙。灵长间隙 (primate space) 是指上颌乳侧切牙与乳尖牙之间，下颌乳尖牙与第一乳磨牙之间出现的间隙，是灵长类动物特有的间隙；发育间隙 (developmental space) 是指随着颌骨发育，乳前牙会逐渐出现散间隙。由于恒牙要大于乳牙，这些生理间隙有利于恒牙的正常萌出。在乳牙萌出初期，乳牙牙根尚未发育完成，颌间高度不足，乳前牙会出现暂时性深覆𬌗，5 ～ 6 岁时随着乳牙根发育及下颌牙弓向前下方生长，覆𬌗可以变浅。这个阶段牙弓开始快速发育，一些口腔不良习惯可使牙弓形态发生异常。这个阶段的磨牙关系为Ⅰ类，终末平面平直或近中台阶型，牙齿与基骨多呈现垂直关系，上下切牙角为 150° 左右。

　　如果出现下列情况，乳牙列有发展为错殆畸形的风险：①乳牙无间隙或拥挤；②切牙切对切关系，终末平面近中台阶型，下切牙远中间隙大，有发展为Ⅲ类错殆的可能；③终末平面远中台阶型，上颌尖牙较大，提示有可能发展为Ⅱ类错殆；④终末平面近中台阶型，上下切牙舌倾，或切牙高于颌平面，有发展为Ⅱ类2分类或Ⅲ类错殆的可能。

　　(4) ⅡC期，第一恒磨牙及恒前牙萌出开始期（6～8岁），是第一恒磨牙建立咬合的关键期。①当乳牙的末端平面是近中台阶型时，第一恒磨牙可以自动调整为中性殆关系；②由于乳牙的末端平面多数为垂直型，建立咬合初期是远中尖对尖的关系，但是由于灵长间隙的存在，下颌第一恒磨牙比上颌第一恒磨牙有更多的近中移位空间，也可以自行转为中性殆关系。如果此阶段第二乳磨牙过早缺失，没有保持间隙，第一恒磨牙会过多前移，导致牙弓长度减少。出现双尖牙萌出间隙不足的情况。

　　(5) ⅢA期，第一恒磨牙萌出完成，恒前牙部分或全部萌出期（8～9岁）。第一恒磨牙已经建立咬合关系，此阶段会出现前牙暂时性轻度深覆殆，待第二恒磨牙建殆后，颌间高度增加，覆殆多数可以恢复正常。上颌恒中切牙初萌时，牙冠向远中倾斜，这是恒侧切牙的牙胚位于其根尖部挤压所致，等待侧切牙萌出后会自行调整排齐。下颌切牙萌出早期，可能出现轻度拥挤，会随着尖牙间宽度增加而改善。恒尖牙萌出后，上颌尖牙间宽度平均增加：男性 4.8mm，女性 4mm；下颌尖牙尖距平均增加：男性 3.2mm，女性 2.5mm。如果下颌尖牙萌出后切牙拥挤没有改善，那么以后改善的机会很小。

替牙期特点：①上颌中切牙间隙，在上颌恒中切牙萌出初期，常常存在小于 2mm 暂时性间隙，会随着侧切牙的萌出而自行关闭。这个阶段也称为"丑小鸭"期（ugly duckling stage），如果间隙大于 2mm，通常很难自行关闭；②下颌切牙区轻度拥挤，会随着牙弓发育自行调整；③磨牙暂时性远中尖对尖关系，会随着乳磨牙替换后第一恒磨牙前移及牙弓生长，自行调整。

（6）ⅢB 期，侧方牙替换期（9～12 岁），乳牙侧方牙冠的近远中径总和大于恒牙，替换过程中会产生剩余间隙（leeway space），上颌平均每侧剩余间隙平均 0.9mm，下颌 1.7mm，上下颌形成的间隙差有利于第一恒磨牙建立正常的中性咬合关系。如果这个阶段出现乳牙早失，而没有做好缺失间隙管理，容易发生错𬌗畸形。

（7）ⅢC 期，第二恒磨牙开始萌出期（12～13 岁），乳牙全部脱落，恒牙𬌗建立。如果出现乳牙滞留或恒牙迟萌，都可能导致错𬌗畸形发生。

（8）ⅣA 期，第二恒磨牙萌出完成期。

（9）ⅣC 期，第三恒磨牙开始萌出期，恒牙列建𬌗完成。

（10）ⅤA 期，第三恒磨牙萌出完成期。

需要注意的是，牙龄与骨龄并不总是一致的，牙齿与骨骼遵循各自的生长发育规律，有研究发现牙龄常常小于骨龄，且牙齿、骨骼的生长发育速度均呈现性别差异，女性快于男性。

参考文献

1. Turchetta BJ，Fishman LS，Subtelny JD.Facial growth prediction：a comparison of methodologies Am J Orthod Dentofacial Orthopedics，2007，132（4）：439-449.

2. 陈莉莉，许天民，林久祥.手腕骨骨龄在面部生长预测中的应用.口腔医学，2007，27（11）：607-609.

3. 陈丽丽.骨龄在评估颅面生长发育中的应用及其影响因素.口腔医学，2016，36（5）：385-389.

4. 葛立宏.儿童口腔医学.4版.北京：人民卫生出版社，2012：59-67.

5.Patti A，D'Are GP.牙颌畸形的正畸早期矫治.北京：人民军医出版社，2007：8-11.

6. 彭朋，张扬，康鹏.应用颈椎影像评价女性青少年颈椎骨龄与牙龄的关系.中国临床医学影像杂志，2007，18（3）：209-210.

7. Prasad CK，Reddy VN，Sreedevi G，et al.Objective evaluation of cervical vertebral bone age' its reliability in comparison with hand-wrist bone age：by TW3 method.J Contemp Dent Pract，2013，14（5）：806-813.

8. Baccetti T，Franchi L，McNamara JA Jr. An improved version of the cervical vertebral maturation （CVM） method for the assessment of mandibular growth. Angle Orthod，2002，72（4）：316-323.

口腔不良习惯对儿童面颌部的影响及早期矫正

17. 口腔不良习惯对错殆畸形的发生起着重要的诱导作用

越来越多的研究表明口腔不良习惯对错殆畸形的发生起着非常重要的诱导作用，也是正畸治疗后复发的重要原因之一。英国正畸医生 John Mew 在他治疗过的患者中发现，在治疗结束后的几年之内，有不良口腔习惯患者很多出现了复发。日本儿童口腔研究所町田幸雄等的调查发现，乳牙列期 40% 的错殆畸形是由口腔不良习惯引起。何洪旭等对哈尔滨市 3956 名学龄前儿童错殆畸形发病率的调查结果显示，哈尔滨市区学龄前儿童错殆畸形患病率为 54.6%，其中存在各类口腔不良习惯的学龄前儿童占 20.1%。陶宠美等学者的调查发现，在错殆畸形患者中有口腔不良习惯者占 24.8%。李晓琰等对就诊错殆畸形患儿的调查显示口腔不良习惯发生率为 34.6%，与正常殆组的 17.5% 有明显差异。

错殆畸形的发生与不良习惯开始年龄、持续时间、发生频率及类型有关。口腔不良习惯主要导致口腔内外肌肉力量失去平衡，移动一颗牙只需要 1.7g 的力，而下唇可以产生 100 ～ 300g 的力，舌肌可以产生 500g 以上的力量，异常的口周肌力持续存在会导致或加重儿童颌面部的异常发育，持续时间越长，错殆畸形越严重，最终可能导致不可逆转的后果。口腔不良习惯对咬合发育的负面影响主要在儿童时期。例如，奶瓶喂养及非营养性吸吮与乳牙列的错殆畸形密切相关；非营养性吸吮与异常吞咽模式相关，并容易导致吐舌习惯，加重对颌骨发育的负面影响。口腔不良习惯还与开殆、深覆殆密切相关。在儿童生长发育的关键时期，早期发现问题并给予及时干预，戒除不良习惯，及时纠正异常的口腔肌功能，可以尽早阻断异常的殆发育，纠正或减轻错殆畸形，对儿童口腔颌面系统正常生长发育具有重要意义。

18. 口腔不良习惯与儿童的身心健康密切相关

随着社会经济的快速发展，儿童的心理健康问题日益受到关注。研究表明，存在口腔不良习惯的儿童与正常儿童相比存在更多心理问题，这些问题主要表现在日常行为及人际交往过程中，如过度敏感、缺乏合作、孤独或自卑等。儿童的行为习惯与其个性和心理状态具有相关性。Rubleva 等的研究发现在神经学检查中，儿童的吸吮习惯与轻微脑功能障碍或注意缺陷多动障碍有显著相关性。也有些儿童受到父母严厉管束或责骂时，心理压力大，容易出现紧张、焦虑、对立等情绪，儿童会不自觉地通过某种习惯性动作来排解，如果家长采用不正确的方式强制纠正，反过来又会强化儿童对自己不良习惯、行为的关注，从而加重了他们的口腔不良习惯。因此，口腔不良习惯不仅与儿童的口腔健康、牙殆面发育畸形有关，还可能与儿童出现的某些心理问题相关，在纠正口腔不良习惯时要注意心理健康和疏导治疗。

19. 家长对口腔不良习惯的认知程度和配合是早期矫正成功的关键

儿童生长发育早期的主要生活环境是家庭，家长的知识水平、态度和行为等对儿童健康口腔习惯的养成有重要影响。总体来讲，家长的文化水平越高，对儿童口腔不良习惯的认知程度越高。女性家长认知程度高于男性家长，这可能与女性家长在儿童成长过程中承担更多的抚养职责，更加关注儿童的健康状况有关。老年家长对儿童口腔不良习惯认知水平较低，可能与其知识结构及自身维护口腔健康意识淡薄有关。此外，收入水平越高的家长，认知程度越高。城市地区家长的认知水平高于农村地区，这可能与城市地区家长文化程度较高、经济状况较好及接受健康知识的机会较多等因素有关。

患儿和家长的积极配合是纠正口腔不良习惯和早期矫正取得成功的关键因素。首先要向患儿及家长说明口腔不良习惯对颌面部发育的危害，认识到戒除口腔不良习惯的重要性，强调需要家长的督促作用，帮助患儿树立信心。同时注重对患儿的心理疏导，有的儿童敏感内向，在感到孤独不安、缺乏玩伴、身体不适等情境下，常常会借助吸吮拇指、咬唇等动作掩饰或自我平复，家长要注意发现导致儿童不安的原因，不要轻易责罚，而是要耐心帮助，通过互动活动转移注意力，如果简单粗暴地强行纠正，不仅不能取得患儿的合作，反而加重心理损害。家长的过度反应还容易增加儿童对口腔不良习惯的关注，使某些口腔不良习惯和行为变得更加严重。只有从面部颌骨发育、面肌功能及心理上都给予早期、适当的干预，才能从根本上戒除患儿的口腔不良习惯，减轻甚至避免错𬌗畸形的发生和发展。同时，也能够减轻因此造成的心理障碍，有利于儿童健康人格的形成。

20. 吮指习惯常由复杂的心理因素引起

婴儿期的宝宝吸吮手指是比较普遍的现象，也是很自然的反应，通过一些 B 超检查可以看到宝宝在母体内就学会了吸吮手指。吸吮可以帮助宝宝平静心情，消除外界新事物引起的紧张情绪，获得安全感，也是一种人类天生的自我安慰或使自己愉快的方式。多数儿童 2 ~ 3 岁以后，随着日常活动的丰富、活动能力的增强、活动范围的逐渐扩大，以及大脑的发育、情绪控制力的增长，会自然停止吸吮手指。如果儿童将这个习惯持续到 3 岁以后，会影响到牙齿的排列和口腔的正常发育。

吸吮拇指时，拇指放在上下前牙之间会对上颌及腭部产生压力，造成上切牙前突、下切牙内倾、前牙开𬌗；同时舌的位置处于手指下方，上牙弓内侧缺少舌肌推力，唇颊肌收缩时，颊肌的压力增大可使上牙弓缩窄、后牙伸长，下颌向下、后旋转。表现为后牙的对刃咬合或反𬌗，前牙开𬌗。吸吮其他手指可能将下颌引导向前，而使下颌过度前伸，造成对刃𬌗或反𬌗。由于牙齿咬合异常，还会引起说话吐字不清等发音问题。长期吸吮拇指会导致拇指相应部位皮肤增厚，形成胼胝体（图 13）。此外，吮指习惯如果持续到混合牙列期，下颌恒切牙常会出现舌侧倾斜，造成萌出间隙不足，牙列拥挤，上颌中切牙唇侧倾斜，侧切牙则可能失去支撑，向腭侧移位，上颌前部狭窄而且突出。吮指习惯导致的开𬌗状况如果长期持续，还容易合并咬下唇、吐舌等其他口腔不良习惯（图 14），使错𬌗畸形更加严重（图 15）。

吮指习惯的持续常由一些复杂的心理因素引起，儿童也可能因为紧张或感受到压力，不自觉地吸吮手指，如果再因此受到来自外界的嘲笑或指责，更会加剧儿童内心的恐惧和脆弱。3 岁

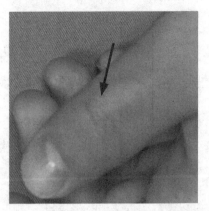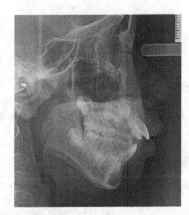

图13 吸指儿童胼胝体及头颅侧位 X 线片

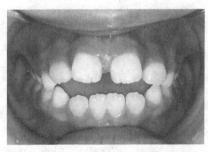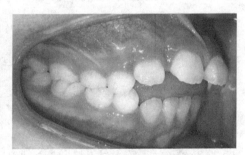

图14 吮指合并吐舌导致开殆　　图15 吮指导致上颌前突及散间隙

左右应该开始帮助儿童戒除吮指习惯，指导家长注意观察儿童，首先要注意维护儿童的心理健康，不要一味责备儿童，要采用说服教育的方法。在儿童感到孤独或焦虑不安而吸吮手指时，多陪伴儿童，给予安慰，可以通过做游戏或找出玩具转移儿童的注意力，儿童停止吸吮手指要及时表扬。如果教育劝诫不管用，可以采用手指缠干净纱布或手指戴指套方法矫正、阻断不良习惯。当上述方法都无效时，可以戴活动或固定的舌栏或舌刺矫正器帮助戒除吮指习惯。在儿童 5 岁以前戒除吮指习惯，开殆状态多数可以逐步恢复正常。

21. 异常唇习惯对牙弓前部发育影响极大

异常唇习惯包括咬下唇（图 16）、吸吮下唇、咬上唇和吸吮上唇等，其中咬或吮吸下唇最为多见。吮咬下唇时，常造成上前牙舌侧压力过大而使上前牙前突，同时下切牙唇侧受压力过大而使下切牙内倾，抑制了下牙弓前段向前发育，形成深覆殆，深覆盖，下颌后缩，上颌前突，严重者下颌前牙咬在上颌腭乳头的后方，影响前牙切割食物的功能。异常唇习惯破坏了口腔内外的肌肉平衡，会表现出上唇短缩，开唇露齿的面容。吮咬上唇时，下颌常前伸，上前牙区唇肌张力过大，妨碍了上牙弓前段的发育，易形成前牙反殆。吮咬唇习惯严重时可以看到唇周皮肤充血甚至皲裂（图 17 ～图 19）。

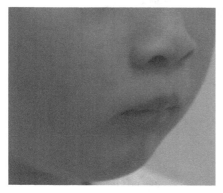

图 16 吸吮下唇习惯

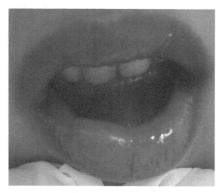

图 17 吸吮下唇致下唇增厚

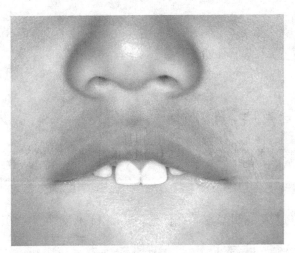

图 18 咬下唇习惯

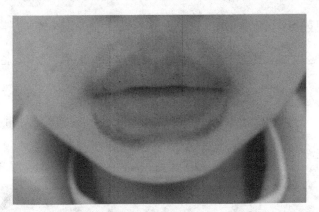

图 19 吸吮嘴唇习惯

据 Dimberg L 等对 3 岁、7 岁儿童错殆畸形患病率纵向比较的研究显示，3 岁儿童吮咬习惯的发生率为 66%，与错殆畸形具有显著相关性，咬唇习惯与错殆畸形的相关性比吸吮手指 / 拇指更加明显。

矫正异常唇习惯：首先是心理疏导治疗，向患儿及家长说明危害，引起重视并自我控制。如果效果不佳可以配合矫正器矫正。

最常用的矫正器是唇挡。根据矫正器戴入方式分为可摘式唇挡矫正器和固定式唇挡矫正器。唇挡位于下切牙唇面与下唇之间，与下前牙唇面有2～3mm的间隙，避免压迫牙龈和下切牙，同时注意咬合时上颌切牙不要咬到唇挡。唇挡的作用是推开下唇，减少唇肌对牙齿的压力，使牙弓的发育恢复正常。

肌功能训练矫正器（myofunctional trainer，MRC）在临床不良习惯的矫治上也有很好的作用，特别是针对比较顽固的咬唇习惯。当咬唇习惯导致下唇总是置于上切牙舌侧与下切牙唇侧之间，矫正会比较困难，需要同时配合唇肌功能的训练。

22. 异常吞咽习惯易导致开𬌗和下颌后缩

正常吞咽时，上下牙闭合，舌体位于牙齿舌侧面，舌背与上腭接触，舌尖接触上腭前部，舌肌向后推送食物，食物随着舌肌挤压上腭而自然向后滑下进入咽部，完成吞咽动作，整个过程只有舌肌发力，同时咽喉部肌肉参与运动，而面部及口周肌肉不参与运动，牙弓处于动力平衡，获得正常发育。

异常吞咽习惯又称为"婴儿型吞咽"，小婴儿在牙齿萌出前，吸吮乳头和吃流食时的吞咽方式是将舌放在上下牙龈之间，依靠唇颊肌收缩用力吸吮后吞咽。正常情况下，这种吞咽方式在牙齿萌出后会自然改变。有的儿童由于某种原因未能改变，牙齿萌出后依然将舌伸向上下牙之间，舌背未能顶住上腭，舌挤入牙齿之间，由于吞咽时上下牙弓不能咬合，依靠口周肌肉用力吞咽，这种异常的吞咽容易导致开殆和下颌后缩。MacAvoy 等研究吞咽时咬合垂直距离（occlusal vertical dimension，OVD）的改变，发现随着 OVD 的增加，吞咽时的唇峰压力增加，口周肌电活动增加 43.7%（$P \leqslant 0.01$），因此异常吞咽模式与特定的牙颌面特征相关，但其中的因果关系仍需进一步研究。Kieser 等的研究认为在正常咀嚼、说话和吞咽时，舌头与腭部的接触在颅面生长中起重要作用，异常吞咽可能改变舌腭及咽部肌肉的运动顺序及力量，影响上腭的发育。

测试吞咽异常的方法：喝一口水含在嘴里，竖起食指贴在嘴唇前，对着镜自然吞咽，只有舌用力，可以看见喉部的动作，而嘴唇、口角、面颊都不动，这是正常的吞咽方式。如果吞咽时，唇肌、颊肌都在收缩用力，嘴唇、口角、下巴、面颊都在运动，就是错误的吞咽方式。

错误吞咽方式的危害：由于错误的吞咽方式比正常多了唇肌、颊肌收缩发力的过程，进食时口周肌肉运动幅度大、效率低，吃饭速度比较慢，更容易感到疲惫，甚至厌食，有可能影响儿童的身体发育；有的儿童表现为不会吞食药丸或药片，常粘在舌背上，无法在吞咽开始时用舌背将水封闭在上腭而推送药丸向后下移动；正常情况下每个人每天无意识地吞咽上千次唾液，加之进食和进水，日积月累的唇、颊、舌肌错误用力，足以改变牙弓及面颌部的发育。

纠正异常吞咽习惯，主要依靠肌功能训练。训练时张开嘴，舌上抬，舌尖轻轻接触上切牙内侧，为舌的正确休息位置，也是开始吞咽前舌的初始位置。吞咽时，嘴唇微闭，双侧面颊部肌肉放松，牙齿轻轻咬合，舌背向上挤压上腭，使食物向后滑动完成吞咽。在此过程中，要时刻注意嘴唇、脸颊保持不动。可以教儿童对着镜子反复多次练习，每天 2 次，每次 2 分钟。MRC 肌功能训练矫正器可以帮助舌放在正确的位置。

预防异常吞咽的发生，主要强调母乳喂养。必须采用人工哺乳时，不要选择过长的仿真奶嘴。使用奶瓶时间不宜过长，1 岁左右应开始用匙勺给婴幼儿喂食物，用杯子喝水。

23. 口呼吸习惯的矫正需耳鼻喉科协助

经鼻呼吸是口腔正常发育和发挥功能的关键因素之一。空气通过鼻腔加温、加湿、去除灰尘和其他微粒物质，同时鼻腔的正常发育与颌骨发育关系密切。正常鼻呼吸时，舌体轻抵上腭，舌肌与颊肌的力量内外平衡，促进上下颌牙弓宽度及牙槽骨、颌骨高度的正常发育。当由于某种原因导致上呼吸道阻塞，特别是鼻咽部阻塞时，患儿被迫进行口呼吸，久而久之,会形成张口呼吸的不良习惯。有的儿童即使鼻腔问题已经改善,仍会保留以口呼吸为主的呼吸方式。导致口呼吸的病因包括:腺样体肥大、过敏性鼻炎、慢性鼻炎、鼻窦炎、鼻甲肥大、腭扁桃体或咽扁桃体肥大等鼻咽部疾病,使鼻呼吸道阻塞,导致患儿长期习惯于部分或全部用口呼吸。其中特别需要注意的是腺样体肥大,腺样体位于鼻咽后上方,是人体的重要免疫器官,随着儿童的年龄增加而长大,6~7岁达到高峰,10岁以后开始萎缩。腺样体受到反复的炎症刺激会出现病理性肥大,堵塞鼻呼吸通道,患儿只能张口呼吸作为代偿(图20)。

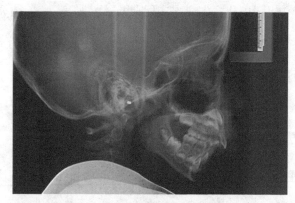

图 20 腺样体肥大导致气道狭窄

口呼吸会给儿童的口腔健康和全身健康带来一系列的不良后果:①颅面生长模式受到口腔内外肌肉力量的影响。口呼吸破坏了口腔和鼻腔的正常压力平衡,口腔压力加大,鼻腔压力减小,使鼻腔发育受限,造成上腭高拱,鼻腔缩小;同时舌体下沉,上颌牙弓内侧缺乏舌体肌肉力量的刺激，牙弓外侧颊肌向内的压力仍然存在，限制了牙弓宽度的发育，形成上颌牙弓狭窄和下颌后缩的状况。因此，口呼吸的患儿往往会形成特殊的面容，俗称"腺样体面容"（图21～图23）；②长期习惯于张口呼吸会使唇肌松弛无力、上唇短缩外翻、上前牙前突、下颌后缩、牙列拥挤和面部垂直距离过大等，表现为开唇露齿和长面型；③出现低氧血症，患儿表情呆滞、冷漠，缺乏专注性、多动和经常感到疲倦；④打鼾、睡眠质量差、出现黑眼圈，严重的会出现睡眠呼吸暂停综合征；⑤由于长时间张口呼吸，空气直接刺激牙龈，还会出现慢性牙龈炎、牙周炎、念珠菌感染及口臭等；⑥ Souki BQ 等的研究显示，口呼吸的患儿后牙反殆发生率较高，混合牙列和恒牙列更容易出现前牙开殆及安氏Ⅱ类错殆；⑦口呼吸也会导致儿童身体姿势的异常，如头部前倾后仰，习惯性含胸驼背，并使颅骨形状发生异常，耸肩或高低肩导致颈肩部肌肉酸痛。

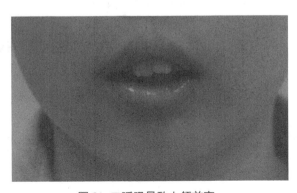

图21 口呼吸导致上颌前突

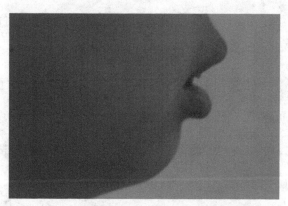

图 22 口呼吸侧貌

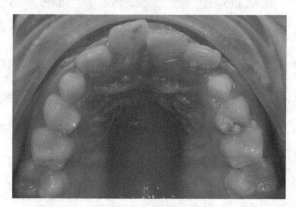

图 23 腭盖高拱

口呼吸的矫正：口呼吸不良习惯及其导致的错𬌗畸形，需要多学科综合治疗来早期矫正，特别是要与耳鼻喉科协同制定诊疗方案。

（1）建议患者先到耳鼻喉科就诊检查，必要时进行睡眠呼吸监测，扁桃体或腺样体肥大堵塞气道的需要手术；过敏性鼻炎、慢性鼻炎、鼻窦炎要及时治疗。在保持鼻气道通畅的基础上再开始口呼吸的矫正。

（2）呼吸训练：①正确鼻呼吸 2 分钟，要求患儿用鼻子缓慢呼吸，背部挺直，紧闭双唇，用鼻子缓慢深吸气，再缓慢深呼气，尽量将废气呼尽，重复上述动作，每组 2 分钟，每天练习 2 组；②捏鼻走路 2 分钟，闭唇放松，保持身体直立，正常用鼻呼吸 1 分钟，用手捏住鼻子，屏住呼吸，开始走路，记录自己走的步数，松开手，慢慢用鼻呼吸，每次 2 分钟，每天练习 2 组。通过不断训练，捏鼻步数会逐渐增加，每天坚持练习。

（3）前庭盾（图 24）：是较为常用的矫正器，矫正器前部不与前牙接触，并没有对牙齿施力，其边缘延展至前庭沟底，从牙齿外面整个封住口腔，迫使患儿采用鼻呼吸。

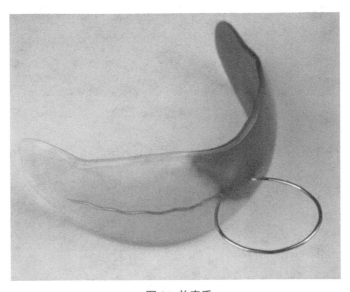

图 24 前庭盾

（4）唇贴：晚上睡眠时可以配合使用唇贴，帮助患儿被动形成唇闭合，形成使用鼻呼吸的习惯。

（5）肌功能训练矫正器（图25）：矫正需要至少1年的时间。口呼吸的儿童常常牙弓狭窄，舌低位抵在下颌前牙的舌侧，肌功能训练矫正器可以帮助患儿建立鼻呼吸，扩展牙弓。上牙弓扩展后上腭会下降，鼻腔增大，呼吸更通畅。同时上牙弓增宽后，一部分儿童的舌体会自动上抬，恢复正常位置。

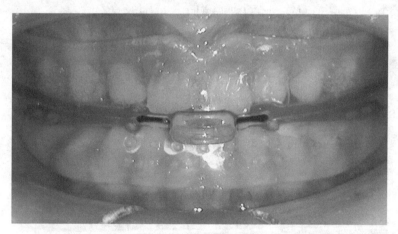

图 25 肌功能训练矫正器

（6）还有一部分儿童需要通过舌肌功能训练矫正舌的位置。纠正口呼吸后，面部及下颌能够正常发育，头部和身体的姿势也会随之有所改善。

（7）如果已经出现牙弓狭窄，应该早期进行扩弓治疗，有利于降低腭盖，扩大鼻腔，常用的材料有活动扩弓装置、固定扩弓装置及隐形矫正器扩弓。

24. 一侧后牙发生龋坏可导致偏侧咀嚼习惯

咀嚼一方面磨碎食物，使唾液中的酶充分与食物融合，帮助吞咽和消化食物，同时也促进咀嚼肌群和上下颌骨的发育，使颌骨有足够的空间容纳牙齿。如果一侧后牙发生龋坏疼痛，或成为残根、残冠，迫使患儿废弃使用患侧，只用健康侧咀嚼，会形成偏侧咀嚼的习惯，导致健康侧过度发育，而患侧因长期缺乏功能性刺激而发育不足，致使面部左右侧不对称，咬合时下颌偏向一侧，颏点及中线偏斜，甚至形成单侧反𬌗，长期单侧咀嚼可形成偏𬌗畸形。同时废用侧的牙齿因无咀嚼功能的自洁作用，出现牙石、牙垢堆积，发生牙周病。

偏侧咀嚼习惯的矫正：①积极治疗龋坏牙。残根、残冠要及时拔除，缺失牙较多时应及时进行义齿修复，恢复咀嚼功能。同时加强患侧的咀嚼功能训练；②已经出现偏颌的需要矫正偏𬌗。通常采用扩大患侧上牙弓的方式。

25. 吐舌不良习惯常导致下颌过度发育

舌对于颌面部发育起着重要作用，新生儿吸吮母乳时，通过舌的推动刺激上颌水平向前，正常舌在休息位及吞咽时紧密接触上颌腭部，对上牙弓产生侧向外压力，颊肌向内施加压力，内外肌力平衡维持上颌骨的正常发育和牙弓的正常形状。

吐舌习惯增大了舌肌对前牙的压力，会使前牙唇倾呈开殆状态，没有咬合接触；上下颌前牙出现散间隙。舌长期抵在下前牙的舌侧，易出现下颌过度生长，出现反咬合；长期抵在上前牙舌侧会导致上颌切牙唇倾，唇发育不足、短缩或外翻，吐字不清（图 26 ～图 28）。

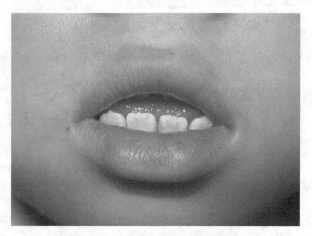

图 26 吐舌习惯导致下唇增厚外翻

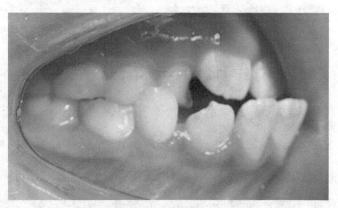

图 27 吐舌习惯导致下颌前突，反殆

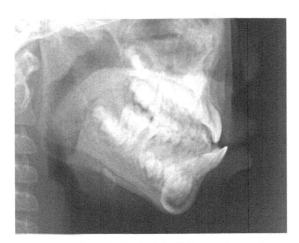

图 28 吐舌习惯头颅侧位 X 线片

出现吐舌不良习惯的原因通常有：舌系带过短、舌体过大、扁桃体及腺样体肥大、智力发育障碍等。

吐舌习惯的矫正：①舌系带过短、舌体过于肥大、扁桃体及腺样体肥大的患儿需考虑先行手术治疗；②固定矫正器：舌刺固定矫正器适用于 7 ～ 12 岁的儿童。固定腭珠矫正器，通过舌舔腭珠转动，对舌进行功能训练，纠正舌位；③带有舌栏或舌刺（图 29，图 30）的活动矫正器，限制舌对前牙的压力；④ MRC肌功能训练矫正器，同时进行舌肌功能训练。

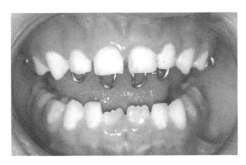

图 29 舌栏

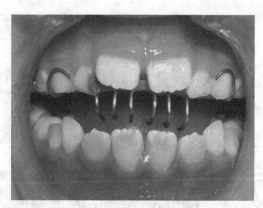

图 30 舌刺

26. 磨牙症会导致牙齿异常磨耗和牙周创伤

磨牙症是指牙齿在无意识状态下做节律性咬合运动，是在未进食的情况下、非功能性的咬牙或磨牙，儿童的发病率比成年人更高。根据流行病学调查，儿童的患病率为 14% ～ 18%，磨牙症最早可发生在 10 个月左右、乳牙刚刚萌出的小婴儿。有研究发现，90% 的儿童磨牙可延续到成年。Frohman（1931 年）首次提出了磨牙症的定义，即白天或夜间睡眠时，不自主地将牙齿咬紧或不断地磨动牙齿。由于在夜间睡眠时的磨牙情况比较多见，通常也称为夜磨牙症。磨牙时咀嚼肌、颞肌等升颌肌反复性或持续性收缩，上下牙之间紧密接触磨动或紧咬，由于没有食物的缓冲作用，其产生的咬合力远远大于有意识咬合时产生的咬合力，约为正常的 5 ～ 10 倍，因此导致牙齿异常磨耗、牙周创伤、颞颌关节功能紊乱、咀嚼肌疲劳及早晨起来头痛等症状。

　　临床表现：①磨牙症可分为磨牙型、紧咬型和混合型。磨牙型患儿主要在夜间睡眠时磨动上下颌牙齿，发出摩擦的声音。紧咬型患儿常有白天注意力集中时不自觉地用力咬紧牙齿。混合型则二者兼有；②牙齿过度磨耗，由于夜间磨牙时下牙齿之间反复摩擦，造成牙齿表面牙釉质过度磨损，牙本质暴露，轻者遇冷、热、酸、甜等刺激敏感，重者出现牙髓炎和根尖周炎症状；③牙周组织受损，磨牙时产生的侧向力会渐进性损伤牙周组织，表现为牙龈出血、牙槽骨吸收、牙龈萎缩等，严重者出现牙齿松动甚至脱落；④咀嚼肌疲劳，长期磨牙导致咀嚼肌得不到休息，造成咀嚼肌的疲劳和酸痛感，严重时引发头痛、颈背痛，有些患儿出现颞下颌关节紊乱等症状；⑤青少年磨牙不仅会造成牙颌畸形，有的还会出现焦虑紧张、睡眠质量下降、记忆力减退等问题。

　　磨牙症的病因比较复杂，目前并没有非常明确的病因，多认为与以下因素有关：①咬合因素。早期的研究着重于咬合因素，认为磨牙症患者正中𬌗及侧方𬌗存在早接触等咬合干扰，去除𬌗干扰可以终止磨牙症状，儿童在替牙过程中，存在咬合关系不协调，容易成为磨牙症的诱因。但是也有研究发现有些出现𬌗干扰问题的人群可以克服干扰而没有出现磨牙的症状，因此认为𬌗因素不是磨牙症的主要病因；②神经生理与睡眠生理相关因素。近些年来，脑电图、肌电图、多导睡眠监测仪的广泛应用使人们对磨牙症的病因有了新的认识。2001 年睡眠障碍的国际分类中将磨牙症定义为睡眠障碍的一种表现，其出现通常与睡眠中轻度觉醒异常有关。Robinson 等的研究显示，夜磨牙发生于浅睡眠期，伴有大脑皮质电活动增加，同时表现出呼吸不规律和脉搏加快。近年来磨牙症危险因素的流行病学研究发现，与睡眠紊乱相关的睡眠呼吸障碍是夜磨牙的高危因素；③精神心理因素。一些医生发现儿童磨牙症与精神紧张、压力及焦虑有关。Vanderas 等对 273 名 6～8 岁儿童进行 24 小时尿多巴胺监测，发现磨牙症与中枢神经系统信息传递介质——多巴胺关系密切，因此认为情绪压力是引起磨牙症的重要因素。Monaco 等的研究发现，70%磨牙症患儿的焦虑指标比正常儿童高 12 倍。Jorgic-Srdjak 等的研究发现，磨牙症患者有冲动、焦虑、悲观、惧怕和易疲劳等性格不成熟的特征。口腔颌面部肌肉与中枢神经系统存在紧密联系，当人精神紧张或过度兴奋时，不能平静入睡或即使睡着后仍有一部分大脑皮质处在兴奋状态，咀嚼肌收缩，出现紧咬牙或磨牙，颞颌关节长期受力也会出现功能紊乱；④全身性因素。如肠道寄生虫感染、胃肠功能紊乱、内分泌紊乱等，也有可能刺激大脑皮层，导致夜磨牙发生；⑤遗传因素。有研究发现父母患磨牙症，则儿童患磨牙症的概率有所增高，因此认为磨牙症具有一定的遗传倾向。

磨牙症的治疗：①精神心理治疗。指导家长在低龄儿童睡觉前尽量避免其过度兴奋，制造安静轻松的睡眠环境，可以适当放些轻音乐或讲一些内容轻松的小故事，让儿童安静入睡。对学龄儿童，要让儿童尽量放松心情，缓解压力，尽量避免含有咖啡因等饮料或食物，如咖啡、巧克力、可乐等。目前国内尚没有普遍开展心理治疗方法，在国外，一些心理医生会进行介入治疗。Restrepo 曾报道过对 188 例磨牙症儿童采用直接肌肉放松和感应性反应两种心理治疗，治疗 6 个月，所有患儿焦虑水平有所减轻（$P < 0.05$），夜磨牙症状缓解，故认为心理治疗对减轻儿童乳牙期磨牙症是有效的；②调𬌗。对出现早接触的牙尖进行适当调磨，以达到牙齿、咬合、肌肉及颞颌关节之间的生理平衡。Ram-fjord 等认为早接触是最常见的磨牙症诱发因素，去除𬌗干扰可以终止磨牙症状。临床上也确实有患儿调𬌗后磨牙症状消失的情况；③夜磨牙𬌗垫。是目前国内最常采用的方法，晚上睡眠时佩戴夜磨牙𬌗垫可以解除咬合干扰、降低肌张力及肌电活动，缓解肌肉紧张，保护牙齿，避免过度磨耗。虽然不一定能根治夜磨牙症，但是对减轻牙齿磨损和缓解颌面部疼痛的效果是比较明确的；④对于牙颌畸形或牙列缺失导致咬合异常的患者，首先进行正畸或进行修复治疗；⑤全身性治疗。治疗肠道寄生虫感染和调节胃肠功能等，消除引起磨牙症的可能病因。总之，儿童夜磨牙症是多因素导致的疾病，其病因及治疗方法还有待于深入研究。

中国医学临床百家

参考文献

1. 何洪旭，邵玶，王伦海，等．调查哈尔滨市市区学龄前儿童错殆畸形的发病率．中国医药科学，2011，1（21）：118-120.

2. 町田幸雄．乳牙列期咬合诱导．西安：世界图书出版西安有限公司，2015：67-77.

3. 李晓琰，王锦锋，崔淑霞．郑州市区儿童口腔不良习惯与错殆畸形的相关性．中国医科大学学报，2015，44（2）：182-184.

4. 葛立宏．儿童口腔医学．4版．北京：人民卫生出版社，2012：215.

5. Proffit WR，Fields HW，Sarver DM. 当代口腔正畸学 .5版．北京：人民军医出版社，2015.

6.Garde JB，Suryavanshi RK，Jawale BA， et al， An epidemiological study to know the prevalence of deleterious oral habits among 6 to 12 year old children.J Int Oral Health，2014，6（1）：39-43.

7.Urzal V，Braga AC，Ferreira AP.Oral habits as risk factors for anterior open bite in the deciduous and mixed dentition - cross-sectional study.Eur J Paediatr Dent，2013，14（4）：299-302.

8.Rubleva IA，Persin LS，Slabkovskaya AB，et al.Psycho-Neurological Status in Children with Malocclusions and Muscle Pressure Habits.Int J Orthod Milwaukee，2015，26（2）：21-24.

9.Germa A，Clément C，Weissenbach M， et al.Early risk factors for posterior crossbite and anterior open bite in the primary dentition.Angle Orthod，2016，86（5）：

832-838.

10.Tanaka O，Oliveira W，Galarza M，et al.Breaking the Thumb Sucking Habit：When Compliance Is Essential.Case Rep Dent，2016：6010615.

11.Silva M，Manton D.Oral habits——part 2：beyond nutritive and non-nutritive sucking.J Dent Child（Chic），2014，81（3）：140-146.

12.Dimberg L，Bondemark L，Söderfeldt B，et al.Prevalence of malocclusion traits and sucking habits among 3-year-old children.Swed Dent J，2010，34（1）：35-42.

13.Silva M，Manton D.Oral habits——part 1：the dental effects and management of nutritive and non-nutritive sucking.J Dent Child（Chic），2014，81（3）：133-139.

14.Garrett J，Araujo E，Baker C.Open-bite treatment with vertical control and tongue reeducation.Am J Orthod Dentofacial Orthop，2016，149（2）：269-276.

15.Asiry MA.Anterior open bite treated with myofunctional therapy and palatal crib.J Contemp Dent Pract，2015，16（3）：243-247.

16.Dimberg L，Lennartsson B，Söderfeldt B，et al.Malocclusions in children at 3 and 7 years of age：a longitudinal study.Eur J Orthod，2013，35（1）：131-137.

17.Kieser JA，Farland MG，Jack H，et al.The role of oral soft tissues in swallowing function：what can tongue pressure tell us?Aust Dent J，2014，59 Suppl 1：155-161.

18.MacAvoy SK，Jack HC，Kieser J，et al.Effect of occlusal vertical dimension on swallowing patterns and perioral electromyographic activity.J Oral Rehabil，2016，43（7）：481-487.

中国医学临床百家

19. 严冬，车晓霞. 口呼吸对颅面生长发育影响的研究进展. 北京口腔医学，2016，24（2）：113-115.

20.Surtel A，Klepacz R，Wysokińska-Miszczuk J，et al.The influence of breathing mode on the oral cavity.Pol Merkur Lekarski，2015，39（234）：405-407.

21.Sharma S，Bansal A，Asopa K.Prevalence of Oral Habits among Eleven to Thirteen Years Old Children in Jaipur.Int J Clin Pediatr Dent，2015，8（3）：208-210.

22.Peres KG，Cascaes AM，Barros AJ. Exclusive breastfeeding and risk of dental malocclusion . Pediatrics，2015，136（1）：60-67.

23.Dixit UB，Shetty RM.Comparison of soft-tissue，dental，and skeletal characteristics in children with and without tongue thrusting habit. Contemp Clin Dent，2013，4（1）：2-6.

24.Rubleva IA，Persin LS，Slabkovskaya AB.Effectiveness of the open bite treatment in growing children and adolescents.A systematic review.Int J Orthod Milwaukee，2015，26（2）：21-24.

25. 刘伟才，范震，王海波. 夜磨牙症患者咀嚼肌节律性运动特征与睡眠周期的关系. 口腔颌面外科杂志，2011，21（4）：261-264.

26. 吴晓冉，郑树国，王立文. 磨牙症儿童的多导睡眠监测分析. 中华口腔医学杂志，2011，46（2）：112-114.

27. 刘伟才，王海波，李强.NTI-tss 和稳定咬合板治疗磨牙症的多导睡眠监测研究. 华西口腔医学杂志，2012，30（1）：54-57.

儿童安氏Ⅱ类错𬌗的矫正

27. 安氏Ⅱ类错𬌗在我国的发病率较高

安氏Ⅱ类错𬌗在我国的发病率较高，根据中华口腔医学会、口腔正畸专业委员会 2000 年流行病学调查统计结果，乳牙期Ⅱ类错𬌗发病率 10.1%，替牙期 25.7%，恒牙初期 14.98%。主要表现为上下颌骨及牙弓的近、远中关系不调，下颌第一磨牙位于上颌第一磨牙远中，在正中𬌗位时磨牙为远中关系。Ⅱ类 1 分类的患者，除磨牙远中𬌗关系之外，上前牙唇向倾斜，前牙深覆盖、深覆𬌗，表现为凸面型、开唇露齿、露龈笑或下颌后缩等。Ⅱ类 2 分类患者除磨牙远中𬌗关系之外，上前牙舌向倾斜，表现为内倾型深覆𬌗。

安氏Ⅱ类错𬌗分为牙性、功能性和骨性 3 大类。

（1）牙性Ⅱ类错𬌗，主要是指上下前牙的轴倾度发生异常，上颌切牙过度唇侧倾斜，下颌切牙舌侧倾斜，或二者兼而有之，上下颌骨的相对位置基本正常。但也有上颌第一恒磨牙前移形成Ⅱ类错拾的患者，这种情况多数是由于乳磨牙早失所致。

（2）功能性Ⅱ类错拾，下颌骨发育正常，上颌骨狭窄或其他功能障碍引起的下颌后缩，也称为"功能性下颌后缩"，常常由于舌位置异常、吞咽异常、口周肌肉功能亢进等原因所致。

（3）骨性Ⅱ类错拾（图31，图32），主要为上下颌骨的大小或位置失调。从机制上可分为：①上颌骨发育过度、下颌骨大小及位置正常，通常同时伴有上颌骨前后向和垂直向过度发育，表现为上颌切牙及牙龈暴露过多，下颌向后下旋转；②上颌骨大小及位置正常、下颌骨发育不足或下颌骨位置后缩，也称为"解剖型下颌后缩"；③上颌骨过度，同时伴下颌骨发育不足，属于比较严重的骨性错拾畸形。

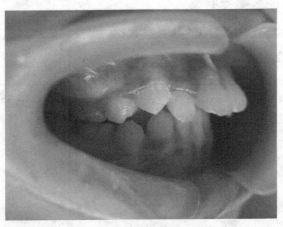

图31 骨性Ⅱ类错拾深覆盖

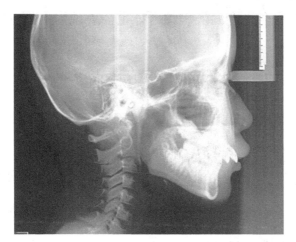

图 32 骨性Ⅱ类错𬌗头颅侧位 X 线片

28. 安氏Ⅱ类错𬌗的发病因素包括遗传因素、口腔不良习惯等

（1）遗传因素，上下颌牙弓矢状向发育比例失调、上颌多生牙、下颌缺失牙等都会受到遗传因素的影响，特别是一些骨性Ⅱ类错𬌗常和遗传有关。

（2）口腔不良习惯，如张口呼吸、咬唇、吸吮手指、异常吞咽等习惯。有遗传因素的患儿如果同时存在口腔不良习惯，则会加重错𬌗畸形的表现，可能出现严重的骨性Ⅱ类错𬌗，矫正非常困难，常需要配合正颌外科手术。

（3）长期使用安慰奶嘴或 2 岁后仍使用奶瓶的儿童，也会出现上颌前突畸形。

（4）上唇无力或上唇过短，通常和上颌前突互为因果，并相互加重。

（5）有些全身性的疾病综合征也会表现为上颌前突。

29. 乳牙列期安氏Ⅱ类错殆不必急于矫治

乳牙列期出现轻度的前牙深覆殆、深覆盖（图33），可以是暂时性的，不必急于矫治，有可能随着生长发育自行纠正。乳牙列期出现重度的前牙深覆殆、深覆盖，通常与口呼吸、吮咬下唇及吸吮手指等不良习惯有关，首先需要到耳鼻喉科检查，排除腺样体肥大、扁桃体肥大、鼻炎及鼻中隔发育异常等问题，再考虑正畸治疗。口呼吸会导致上腭高拱，牙弓狭窄，特别是尖牙区牙弓狭窄、下颌后缩。由于患儿的配合问题，多数治疗在3岁半或4岁以后才能开始。乳牙列期早期矫正通常使用简单的矫正器，主要目的是纠正口腔不良习惯，戒除不良习惯后，牙弓会自然向正确的方向发育（图34）。具有遗传因素的骨性前牙深覆殆、深覆盖，如果没有发现不良习惯等其他影响因素，在乳牙列阶段一般不做矫治。

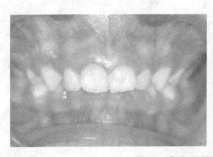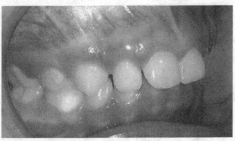

图33 乳牙列深覆殆、深覆盖矫正前

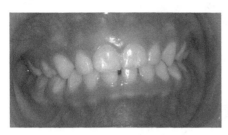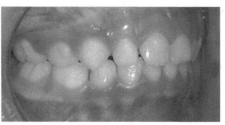

图 34 乳牙列深覆𬌗、深覆盖矫正后

常用方法：① MRC 肌功能训练矫正器。适用于具有口腔不良习惯或上颌尖牙间宽度不足，下颌位置后缩的功能性前牙深覆𬌗及深覆盖的患者。肌功能训练矫正器可以在纠正口腔不良习惯的同时，扩大上下颌牙弓，引导下颌向前，纠正深覆𬌗、深覆盖；②上颌平面导板活动矫正器。适用于乳前牙覆𬌗过深（Ⅲ度）、下前牙咬伤上颌腭黏膜、出现疼痛和腭乳头黏膜溃疡的患儿。平面导板可以避免下前牙咬伤腭黏膜，同时可以压低下前牙、升高后牙，改善深覆𬌗状况；③上颌平面导板＋上颌前牙双曲舌簧。适用于乳牙内倾性深覆𬌗，改变深覆𬌗的同时，双曲舌簧可使内倾的上前牙唇倾，有助于下颌前移。

30. 混合牙列期是矫正安氏Ⅱ类错𬌗的重要阶段

这个阶段是矫正安氏Ⅱ错𬌗的重要阶段。有些儿童的口腔不良习惯在乳牙列阶段没有得到纠正，会持续到替牙期，在进行任何的矫正措施时，首先要考虑纠正口腔不良习惯。由于咬合干扰形成的前牙深覆𬌗、深覆盖，面型前突，主要是下颌骨位置后缩造成的，早期矫治，去除殆干扰后，下颌可以自行前移，恢复正常下颌生长。而由于颌骨结构或生长异常造成的前牙深覆殆、深覆盖，需通过矫形治疗引导下颌向前，促进下颌骨发育及髁突改建，进而纠正错殆畸形，获得侧貌美观及正常的咬合功能。

安氏 II 类 1 分类错殆的发病机制中，上颌前突约占 10%，下颌后缩是主要因素，各种功能性矫正器如 Activator、FR-II、Bionator、Herbst、MRC 肌功能训练矫正器等可以帮助纠正口腔不良习惯、协调口周肌肉发育及功能，同时刺激发育不足的下颌生长、抑制过度发育的上颌，引导下颌前伸。上牙弓前段狭窄，上下牙弓尖牙区宽度不调导致的下颌后缩，以及前牙不齐扭转、舌侧错位导致的下颌后缩，都可以通过可摘或固定矫正器扩大狭窄的上牙弓、矫正舌侧错位或倾斜的上前牙，纠正扭转的上前牙，以解除下颌前伸的障碍，恢复正常的下颌生长。需指出的是，牙性的咬合障碍早期在功能上限制了下颌的生长，只要及时发现和治疗，能很好地纠正畸形，取得良好的颌面结构、功能与美观的效果。否则，可能使牙性错殆发展成骨性错殆，加重患儿今后治疗的难度与经济负担。

常用方法选择：

（1）MRC 肌功能训练矫正器：矫正器选用医用硅胶材料，以计算机辅助设计技术制作而成，适用于各种大小牙弓，材料有一定的弹性，对儿童口腔黏膜无损伤，同时对牙齿及牙槽骨施加持续的较轻矫治力。

戴用方法：白天佩戴矫正器 1 ～ 2 小时，要求闭唇，同时用鼻呼吸，晚上睡觉时整夜佩戴，总体时间不少于 10 个小时（图 35）。

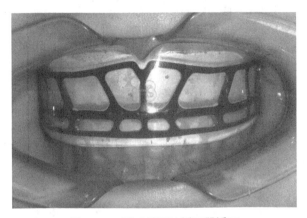

图 35 MRC 肌功能训练矫正器矫正

当Ⅱ类骨性错殆合并口腔不良习惯时，早期矫治的重点要放在肌功能训练及戒除不良习惯上，关注的重点不是解决深覆殆、深覆盖和牙列拥挤等Ⅱ类错殆的表现，而是发现导致这些问题的肌肉功能异常。根据儿童存在的口腔不良习惯类型，针对性进行舌肌、唇颊肌及颏肌的功能训练，恢复舌的正常位置，纠正异常的吞咽、呼吸习惯。通过改变异常的口周肌肉力量，恢复上下牙弓的形态与宽度，诱导下颌前伸发育，协调重建上下颌骨的位置和咬合关系，同时也可以引导恒牙的萌出和排列。由于克服旧的习惯需要反复和持续一段时间，因此儿童的配合程度是治疗成功的关键。要注意高角病例需谨慎使用。

（2）罗慕儿童牙齿矫正器（图36）：20世纪90年代在芬兰等欧洲国家应用的医用硅胶矫正器。以理想的弓形及上下牙咬合关系为设计原理制作，戴用时儿童将上下牙咬入凹槽，每日白天戴用1小时，每晚睡眠时戴用，每日总佩戴时间不少于8小时，诱导下颌前伸、牙齿排列及牙弓发育。这种矫正器不适用于上颌牙弓异常狭窄的安氏Ⅱ类错𬌗畸形、骨性Ⅱ类错𬌗畸形、高角病例及前牙扭转超过45°的患儿。

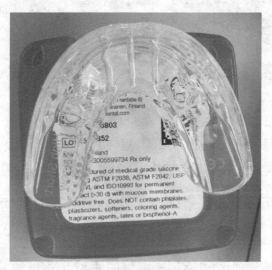

图36 罗慕矫正器

（3）肌功能调节器（functional regulator，FR-Ⅱ型，图37）：主要通过颊屏和唇挡推开唇颊肌，避免其挤压牙弓，产生一定的自发扩弓效果，引导下颌向前。垂直伸展到牙槽黏膜的颊屏，可以对骨膜产生压力，刺激牙槽骨表面生长，调节改善口周肌肉的张力，在矢状向上对牙槽骨的作用大于颌骨。垂直高度会有所增加。因此比较适用于平均生长型和低角型，伴有舌肌、唇颊肌功能异常的病例，佩戴时间不少于 12 小时。

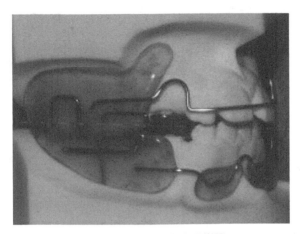

图 37 FR-Ⅱ型肌功能调节器

（4）肌激动器（activator）：矫正器没有固位卡环和产生机械力的加力装置，塑料基托的上颌部分覆盖上腭，上前牙腭侧形成诱导斜面，上颌双曲唇弓，可以向上前牙传导肌肉的矫正力，下颌向下延伸至口底，远中覆盖第一恒磨牙远中，前牙区盖过下前牙，可以防止下切牙过度垂直萌出及唇向倾斜。矫正器戴入后，通过压低下前牙，调磨缓冲腭侧基托诱导斜面，引导下颌前伸和后牙的萌出，上前牙在唇弓的作用下向腭侧倾斜移动，如前牙覆盖过大可分次前伸，通常下颌可以前伸 3～5mm，垂直打开 3～5mm，还可以同时调整后牙萌出的方向和功能平面的垂直高度，有利于深覆盖、深覆𬌗的矫正。改良激动器也可以进行扩弓及与头帽联合使用。肌激动器所产生是一种矫形力，实验证明，下颌每向前移动 1mm，可产生 100g 的力，若下颌垂直打开 8mm，将产生 500g 以上的肌肉牵引力。佩戴时间每天 10 ～ 12 小时，时间越长越好。每 4 周复诊一次。肌激动器对平均生长型和低角型效果较好，不宜用于垂直生长的高角型。

Bionator 功能矫正器也是改良的激动器（图 38），适用于舌后位、唇颊肌功能异常及牙弓狭窄所致的安氏Ⅱ类错殆。通过矫正器两侧的金属弓丝颊挡撑开颊部，减少颊肌对牙弓的压力，刺激颊侧牙槽骨表面增生，达到上颌扩弓目的；腭杆及下颌舌侧基托引导舌和下颌骨的前伸；分次调磨下颌殆面基托，抑制上后牙的生长，引导下后牙的生长，直至彻底磨除，引导上下后牙建殆；调节上颌唇弓可以内收上前牙散间隙，限制上颌牙弓发育。

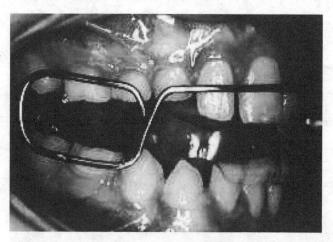

图 38 Bionator 改良激动器

（5）Twin-Black 矫正器（图 39）：是由 William J Clark 在 1982 年首先应用的，矫治青少年早期安氏Ⅱ类错𬌗的生长改良矫正器，临床应用比较广泛。矫正器分别在上下颌设计𬌗垫，通过咬合斜面引导下颌前伸，以后又经过多次的改良，对上颌狭窄的患儿可以增加快速扩大装置，扩大上颌牙弓，可以通过调磨上颌磨牙𬌗垫调整磨牙高度，纠正前牙深覆𬌗。需要患儿除刷牙外全天戴用，包括吃饭、睡觉时，进食时的咀嚼力有利于矫正。很多研究表明 Twin-Black 矫正器主要通过功能性前移下颌，促进下颌骨生长，改善上下颌咬合关系，改善软组织侧貌，而限制上颌发育的作用并不明显。

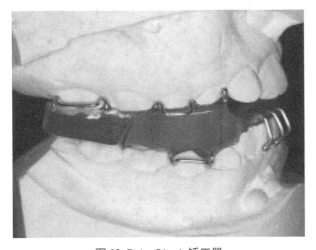

图 39 Twin Block 矫正器

（6）Herbst 或 Forsus 矫正器（图 40）：是一种固定式推杆导下颌向前矫正器，上下颌唇弓采用 0.019×0.025 不锈钢丝，装置放置在上颌第一恒磨牙和下颌尖牙远中，以上下颌牙作为支抗，通过咀嚼肌作用，使下颌持续处于前伸位置，刺激下颌生长，同时可以适当打开后牙咬合，为避免上颌磨牙后倾和颊倾上颌 6-6 连续结扎和末端做回弯。对于生长高峰期下颌后缩患儿有较好的下颌矫形作用，可以全天 24 小时戴用，基本不影响进食和说话，无需过多依赖患儿的配合度。Forsus 矫正器比 Herbst 矫正器体积更小，有更好的舒适度。

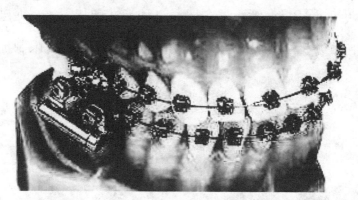

图 40 Herbst 矫正器

（7）隐形矫正器：隐适美 First+MA（图 41，图 42）对于混合牙列早期Ⅱ类错殆也有比较好的矫治效果。矫正器舒适、美观，扩弓排齐牙列，同时导下颌向前。

31. 恒牙列早期安氏Ⅱ类错殆的矫治中固定和隐形矫正器比较常用

恒牙列早期是指乳牙刚刚全部替换完成，咬合还在逐步完

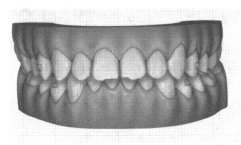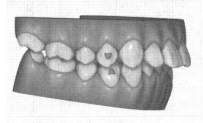

图 41 隐适美 MA 矫正器三维设计图 治疗前

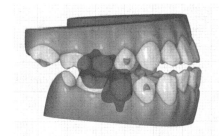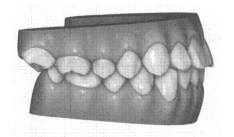

图 42 隐适美 MA 矫正器治疗中及治疗结束

善建立的过程中。这个阶段比较常用的是各种类型的固定矫正器。无托槽隐形矫正器近年来开始应用于青少年错𬌗畸形的早期矫正。隐适美推出的 MA 系列矫正器，主要应用于混合牙列晚期及恒牙列早期的Ⅱ类错𬌗（8～12 岁骨性Ⅱ类错𬌗），特别适合于下颌后退及轻、中度下颌发育不足的青少年患者，在青少年生长发育高峰早期改善或控制畸形的发展，使下颌从后退位调整到正常位，刺激下颌特别是髁突生长，可以在引导下颌向前的同时排齐牙列，改善牙弓形态和协调咬合关系。由于隐形矫正器透明、体积小，自行摘戴，且有一定的弹性，比传统矫正器的优势是更美观、舒适，容易刷牙保持口腔清洁，还可以减少复诊次数和椅旁操作时间。同时由于隐形矫正器采用计算机控制精确计算牙齿移动时施加的力量，可以设计每 8 付矫正器下颌向前跳跃2mm，逐步引导下颌向前，减轻了正畸治疗的不适感，也避免了托槽脱落，弓丝划伤黏膜导致的正畸急诊情况。

参考文献

1.Uysal T，Yagci A，Kara S，et al.Influence of pre-orthodontic trainer treatment on the perioral and masticatory muscles in patients with Class Ⅱ division 1 malocclusion. Eur J Orthod，2012，34（1）：96-101.

2.Tripathi NB，Patil SN.Treatment of class Ⅱ division 1 malocclusion with myofunctional trainer system in early mixed dentition period.J Contemp Dent Pract，2011，12（6）：497-500.

3.Yagci A，Uysal T，Kara S，et al.The effects of myofunctional appliance treatment on the perioral and masticatory muscles in Class Ⅱ，Division 1 patients.World J Orthod，2010，11（2）：117-122.

4.Idris G，Hajeer MY，Al-Jundi A.Soft- and hard-tissue changes following treatment of Class Ⅱ division 1 malocclusion with Activator versus Trainer：a randomized controlled trial.Eur J Orthod，2019，41（1）：21-28.

5. 王郁，赵一姣，李成皓，等 . 萌出诱导矫正器治疗儿童上颌中切牙间隙的临床初探及三维数字化技术分析，中华口腔正畸学杂志，2015，22（2）：91-95.

6.Thiruvenkatachari B，Sandler J，Murray A，et al.Comparison of Twin-block and Dynamax appliances for the treatment of Class Ⅱ malocclusion in adolescents：a randomized controlled trial. Am J Orthod Dentofacial Orthop，2010，138（2）：144，e1-e9.

7.Ahmadian-Babaki F，Araghbidi-Kashani SM，Mokhtari S. A Cephalometric Comparison of Twin Block and Bionator Appliances in Treatment of Class Ⅱ Malocclusion. J Clin Exp Dent，2017，9（1）：e107-e111.

8. 曹雪春，王思 .Fosus 推杆式矫正器治疗下颌后缩畸形的临床疗效评价 . 口腔医学，2014，34（12）：921-922.

9.Koretsi V，Zymperdikas VF，Papageorgiou SN，et al.Treatment effects of removable functional appliances in patients with Class Ⅱ malocclusion：a systematic review and meta-analysis. Eur J Orthod，2015，37（4）：418-434.

儿童安氏Ⅲ类错𬌗（反𬌗）的矫正

32. 安氏Ⅲ类错𬌗临床较为常见

安氏Ⅲ类错𬌗是临床工作中较为常见的错𬌗畸形之一，是指上下颌牙齿位于正中咬合位时，下颌牙齿咬在上颌的牙齿外面，形成反覆𬌗、反覆盖的关系。根据中华口腔医学会口腔正畸专业委员会 2000 年流行病学调查统计结果，乳牙期Ⅲ类错𬌗发病率 14.94%，混合牙列期 9.65%，恒牙初期 14.98%。反𬌗分为功能性、牙性及骨性反𬌗。牙性前牙反𬌗主要是指上下前牙的轴倾度发生异常，上前牙过度舌倾，或下前牙过度唇倾，或二者兼有，不涉及颌骨颅面位置关系；功能性反𬌗多数由于乳尖牙的咬合干扰，导致下颌过度前伸，下颌骨的大小及形态基本正常，下颌多可退至对刃；骨性反𬌗患者的下颌骨发育过度，或上颌骨发育不足，或二者兼有，下颌不能退至对刃。

33. 安氏Ⅲ类错殆的发病因素主要为遗传因素、局部因素、全身性因素

反殆主要病因包括：

（1）遗传因素。大约50%的患者亲属中可以发现有类似错殆。

（2）局部因素。不正确的喂养方式，习惯平躺抱着奶瓶吸吮，导致下颌习惯性前伸；乳尖牙磨耗不足，乳尖牙过高过尖，为避免早接触，下颌跳跃性前移，导致反殆；口腔不良习惯，如吐舌、咬上唇等；多数乳磨牙早失，过多用前牙咬食物，导致下颌前伸；多数上颌乳前牙缺失，导致上颌前部发育不足，出现前牙反殆。

（3）全身性因素。内分泌紊乱，如垂体功能亢进患者常常下颌过度发育；唇腭裂患儿，上颌骨发育不足常出现比较严重的反殆。由于各种咬合干扰、早接触及不良伸下颌习惯形成的下颌前伸，在初期打破了正常的颌面部神经肌肉的平衡，髁突位置前移，下颌前伸肌群功能活跃，诱发功能性前牙反殆，如果长期得不到纠正，可造成下颌髁突软骨过度生长，继续发展成为真性下颌过大畸形。早期矫治的目的就是阻断这一过程。

安氏Ⅲ类错殆随着儿童的生长发育有进行性加重的趋势，并伴有不同程度的颌面部骨骼畸形，在严重影响患儿容貌美观、口腔功能（包括咀嚼和发音）的同时，也给患儿带来严重的心理障

碍，患儿要求矫治的心情极为迫切，但是由于Ⅲ类错殆畸形的发病因素和机制复杂性，其殆及颅面部畸形表现复杂，特别是在乳牙期和替牙期，正确判断其发病因素和机制，评估发育潜力及预后比较困难，矫治方法和矫治时机的选择尚没有明确的参照标准。

由于前牙反殆（图43）对面部的生长发育影响很大，而且面中部上颌骨发育开始得早，也停止得早，下颌骨生长时间相对比较长，前牙反殆如果不能尽早解除，下颌牙齿会限制上颌骨的向前发育，同时上颌骨的生长又推动下颌骨的进一步生长，这种恶性循环伴随年龄的增长，会使畸形加重。早期矫正对改善面中部的发育非常重要，尽早恢复正常的咬合关系，可阻断大部分畸形的发展，并且利用患儿的生长发育潜能改善患儿的面型（图44，图45）。曾祥龙等认为早期矫正应特别重视骨面形、改变ANB角，不仅要矫正异常的前牙覆殆、覆盖关系，而且要重视改善上下颌骨间的关系。混合牙期矫正反殆，促上颌向前发育是治疗的关键。下颌骨的过度发育很难通过早期正畸获得矫正。

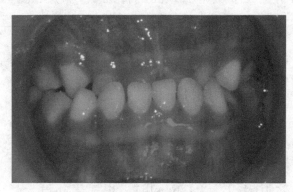

图43 前牙反殆

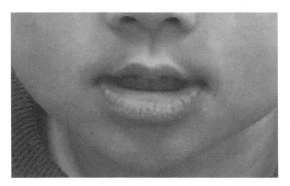

图 44 下唇增厚外翻

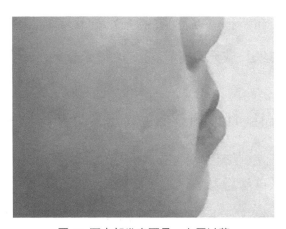

图 45 面中部发育不足，上唇过薄

34. 乳前牙反𬌗矫治最重要的是判断反𬌗的性质

　　乳牙期反𬌗多数是牙性和功能性的反𬌗，也有极少数是骨性反𬌗。乳牙反𬌗矫正的目的是尽早解除前牙反𬌗，促进上颌骨发育，恢复上下颌的正常咬合关系，改善凹面型。通常的最佳年龄是 3.5 ～ 5 岁，一般疗程 3 ～ 6 个月，4 岁左右的儿童，做好矫正前的心理建设，多数可以配合矫正。年龄过小的儿童，多数很难配合采取印模和佩戴矫正器，反而会使治疗复杂化。如果超过 5 岁，有些儿童的中切牙已经开始替换，出现牙齿松动，则影响矫治的进行。乳牙期反殆最重要的是判断反殆的性质，牙性和功能性的反殆是乳牙期矫治的适应证。对乳牙列期严重骨性反殆进行单纯正畸可能效果不佳，需要配合正颌牵引。但是，由于每个个体的发育潜力不同，也有一部分骨性反殆的儿童，经过多期的正畸牵引和矫正可以达到较好改善面型和容貌的效果，这种情况下需要与家长做充分的沟通，取得家长的理解和接受才可以进行。

乳前牙牙性和功能性反殆的矫正（图 46～图 48）：①乳尖牙磨耗不足导致的反殆，需要调磨乳尖牙的牙尖，解除尖牙殆干扰，下颌可以自然后退，恢复到正常咬合关系；②上颌前牙过于内倾或直立，常伴有下颌功能性前伸，导致反殆，可以佩戴矫正器矫正。最常用的矫正器是上颌殆垫式双曲舌簧活动矫正器，开展上前牙，纠正前牙反殆。带导弓的上颌殆垫式双曲舌簧活动矫正器可以帮助纠正下颌前伸习惯，缩短疗程。戒除下颌前伸习惯是乳前牙反殆的矫正重点，否则很容易复发；③下颌连冠式斜面导板，可用于反覆殆较深的患儿，反覆殆浅的情况要慎用，控制不好容易导致开殆；④关于乳牙反殆的预防，要注意婴儿时期的喂养方式，提倡母乳喂养，尽量不要躺着哺乳，用奶瓶喂养时尽量采用婴儿45°的斜卧位，避免形成下颌前伸习惯。1岁以后尽量使用杯子喝水，用奶瓶喝奶的吞咽方式类似无牙殆吞咽方式，用杯子喝奶的吞咽方式为有牙殆吞咽方式，而前者可能导致反殆加重。

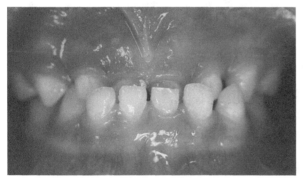
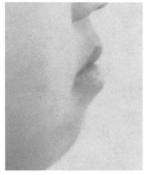

图 46 矫正前

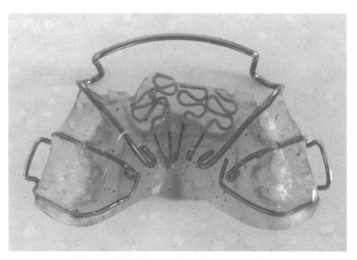

图 47 上颌殆垫 + 舌簧 + 导弓活动矫正器

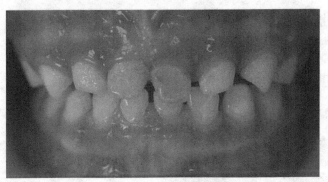
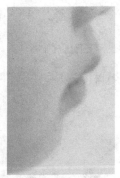

图48 矫正后

35. 混合牙列期前牙反𬌗的矫治

由于目前反𬌗生长发育潜力比较难以预测，乳牙期矫正后，一部分儿童在替牙阶段还会再次出现反𬌗现象。我们曾经总结过2003—2006年在首都医科大学附属北京儿童医院口腔正畸科治疗过的乳牙反𬌗患儿，替牙期前牙反𬌗的复发率为46.8%；北京大学口腔医院石慧俊等发现替牙期前牙反𬌗矫正后的远期复发率为30.4%。都提示我们对于反𬌗治疗的长期性和复杂性应有足够的预期。

关于反𬌗复发的潜在影响因素，一般认为遗传是导致反𬌗复发的主要因素，骨性因素亦多与遗传有关，ANB角负值提示骨性反𬌗因素的存在，据我们统计，复发组ANB角负值所占比例（58.8%）明显高于未复发组（39.7%），提示骨性因素的强大影响。虽然乳牙期的ANB角不能完全反映骨性因素，但两组间百分比存在明显差异，非参数统计也有显著性差异，结果仍然是有意义的；若存在上下颌骨宽度不协调，伴发后牙反𬌗，较之单纯前牙反𬌗，矫正周期长，牙齿移动缓慢，并有可能复发；此外，不良习惯的存在也会引起反𬌗的复发，不良习惯包括吮指、吐舌、下颌前伸、张口呼吸等，这些不良习惯的存在提示可能伴随肌功能异常，仅改善牙齿咬合而肌功能异常未得到有效纠正，很可能会引起乳牙反𬌗矫正后复发，具体关联性尚需进一步研究。尽管存在较高的复发率，但是经过早期矫治，大多数患儿的反𬌗程度会有所减轻，面中部凹面型会明显改善，有利于儿童的早期心理健康。

矫治方法：

（1）𬌗垫活动矫正器。适用于个别前牙反𬌗的矫正（图49，图50），替牙过程中如果存在乳牙滞留、多生牙、乳牙根尖周炎等因素，容易发生个别前牙反𬌗，还有一部分儿童经过乳牙期的矫治，替牙时仅仅只有 1 ～ 2 颗切牙出现反𬌗，个别前牙反𬌗会导致下前牙唇侧移位、牙龈及牙槽骨吸收、牙根外露，需要尽早治疗。使用简单的活动矫正器可以很快得到矫正，一般疗程 3 ～ 6 个月。

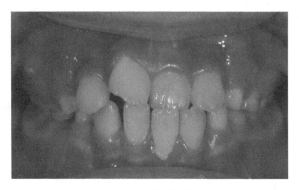

图 49　个别牙反𬌗

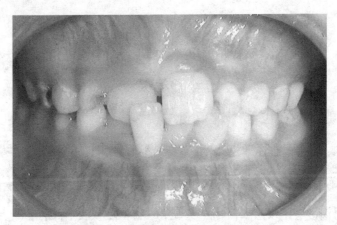

图 50 个别牙反𬌗导致下前牙松动

（2）固定矫正器。包括 2×4 固定矫治技术，适用于多颗前牙反𬌗的矫正（图 51，图 52），可以同时排齐牙齿和关闭间隙，一般疗程 6 ～ 12 个月，由于在矫正过程中，陆续有牙齿替换，因此需要注意观察，不要影响乳牙的替换。

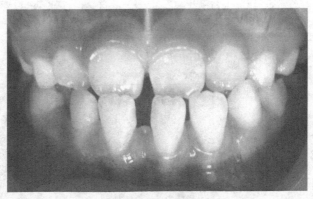

图 51 多数前牙反𬌗

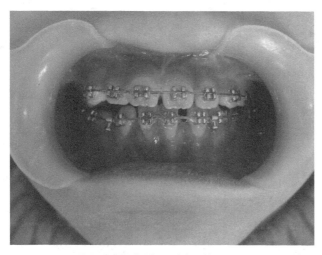

图 52 用固定矫正器矫正前牙反𬌗

（3）MRC 肌功能训练矫正器。适用于乳磨牙龋坏严重的低角病例，活动矫正器或固定矫正器无法固位的患儿；安氏Ⅲ类错𬌗的患者，常常会有舌低位，需要同时配合舌肌功能训练。高角病例使用 MRC 肌功能训练矫正器时需要慎重，有可能出现开𬌗或下颌向后下旋转，该类矫正器用于用于Ⅲ类错𬌗的矫正有一定局限性。

（4）隐适美 First 隐形矫正器（图 53，图 54）。通过唇颊向扩弓，促进上颌骨发育，比传统的矫正器美观、舒适，儿童容易接受，使不能适应或因一些原因不能使用传统矫正器的儿童多了一个比较好的选择。其优势还在于可用计算机预测扩弓量，同时进行矢状向和水平向扩弓，对于下颌牙弓可以进行磨牙远中移动和内收，并且预留出恒牙萌出间隙。

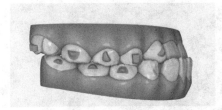
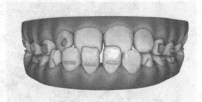

图 53 矫治前

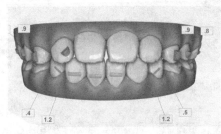
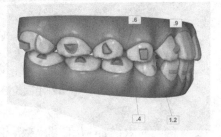

图 54 矫治后

36. 绝大多数轻、中度儿童安氏Ⅲ类骨性错殆通过早期矫正可以获得明显的改善

安氏Ⅲ类骨性错殆中有 62% ～ 67% 的患者上颌发育不足，其异常的咬合干扰及下颌习惯性前伸，会破坏正常的神经肌肉平衡，导致下颌髁突位置前移，刺激下颌前伸肌群功能的过度活跃，如果没有及时矫正，长期可造成下颌髁突软骨过度生长，逐步发展成为真性下颌过大畸形。因此，对于上颌发育不足的安氏Ⅲ类骨性错殆畸形，在发生的早期，可以运用一些功能性矫正器促进上颌骨的生长发育，阻断神经肌肉过度活跃导致的下颌前

伸，改善不良的面颌生长型。协调和平衡上下颌骨大小、位置及面部结构与功能。经过早期治疗，绝大多数轻度和中度安氏Ⅲ类骨性错𬌗可以获得完全矫正或明显改善。

矫治方法：

（1）上颌快速扩大矫正器：适用于上颌整体发育不足，全牙弓反𬌗的患儿。包括固定和可摘式上颌螺旋快速上颌扩弓装置（图55），使用矫形力打开上颌腭中缝，同时由于颌骨的发育是三维方向的，扩弓的同时上颌前部也会向前方发育，必要时可以配合前方牵引和双曲舌簧等辅助装置，促进上颌牙弓发育。

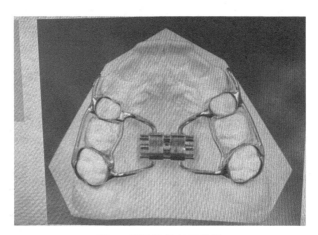

图55 螺旋快速扩弓装置

（2）肌功能调节器（functional regulator Ⅲ，FR-Ⅲ型）：肌功能调节器的矫治机制是重建上颌牙弓内外的肌功能平衡。矫正开始的时间应在青春发育高峰期前，在乳牙列后期（5～6岁）就可以开始。有部分家族遗传因素的患儿可能需要做两期功能矫治（6～8岁、8～10岁以后）。可以充分利用每个快速生长期，促进上颌骨的生长，改善上下颌骨的发育不调。FR-Ⅲ型矫正器（图56）的特点是：①唇挡离开黏膜2～3mm牵张前庭黏膜，利用上唇挡推开上唇，避免上唇肌张力对上颌骨及牙弓的压力，刺激膜性骨增生，刺激上颌前段向前生长，Frankel认为这是切牙的牙根连同基骨一起向前生长形成的整形作用，而不是矫形力的直接作用，避免上前牙唇倾，与前牵引矫正器相比具有优势；②颊屏隔离开上颌后部牙弓，刺激上颌横向生长；颊屏下部贴紧下牙弓；③从颊屏伸出后牙殆垫，解除前牙反殆。直径1.0mm的下颌唇弓需与下前牙接触；④上颌舌弓安放于舌隆突上。上腭弓直径1.0～1.2mm绕过磨牙远中。

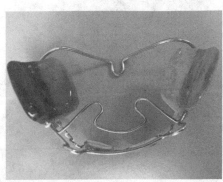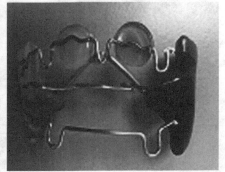

图56 FR-Ⅲ型

（3）上颌前方牵引矫正器（maxilla reverse headgear）：适用于上颌发育不足导致的安氏Ⅲ类错殆。上颌固定矫正器或活动矫正器配合口外弓前方牵引，上颌骨的骨缝受到牵引，促进上颌向前生长，使上颌磨牙前移，上切牙唇侧倾斜，下切牙舌侧倾斜，改善前牙的覆𬌗、覆盖。目前比较常用的是颏额联合支抗型牵引，对上颌向前牵引的反作用力分布于额部和颏部，由于反作用力在牵引上颌前伸时使下颌骨向后下顺时针旋转，会产生垂直生长的力量，加大下颌平面角，因此，前方牵引矫正器只适用于上前牙角度正常（或直立）、水平或平均生长型的骨性反𬌗。高角型安氏Ⅲ类错𬌗需谨慎使用。多项临床研究证明，要使上颌前牵引产生矫形力打开上颌骨缝以促进上颌骨生长，必须在患儿8岁前开始，国外学者的研究表明，前牵引最佳年龄在7岁左右；若治疗在青春发育高峰期才开始（10岁以后），前牵引不能形成骨性的向前发育，只可产生牙齿前移的正畸作用，上颌前移量少。前方牵引使用弹力橡皮圈，牵引力方向与咬合平面成10°～30°角，向前下方。牵引力值通常为500～800mg/侧，牵引时间最好在12小时以上。

（4）上颌正颌前牵引：严重的先天性上颌骨发育不足，如腭裂术后上颌发育不足的患者，仅仅使用正畸的方法，很难获得较好的效果，在上颌骨内植入固定骨钉，利用头部及下颌颏部进行前牵引，可以取得较好的效果。采用这一技术需与整形外科医生配合。

（5）下颌骨过度发育的骨性反𬌗：因其受遗传因素的控制明显，临床抑制下颌生长的矫治方法有限，早期矫正效果不佳。过去有应用颏兜抑制下颌生长的矫治方法，但是如果控制矫治方向不当，会导致下颌骨向下后旋生长，加重骨性安氏Ⅲ类错殆的表现，使矫治更加复杂。因此对于下颌骨过度发育的骨性反殆，目前的观点是延迟治疗，待青春发育高峰期后期，下颌骨生长基本稳定后，通常是女孩 15 岁以后、男孩 16 岁以后，再开始正畸矫正，或 18 岁以后正颌正畸联合治疗。

37. 乳牙列期、混合牙列期是后牙反殆矫治的最佳时期

后牙反殆通常表现为上颌牙弓狭窄，为上颌牙弓宽度发育不足导致。单侧反殆还会表现为面部偏斜，多数双侧后牙反殆可以表现为窄面型。上牙弓狭窄常因牙弓减小出现牙列拥挤；当然，上牙弓前段狭窄也有可能造成下牙弓后缩、后牙反殆、前牙深覆殆、深覆盖。

乳牙列期及混合牙列期都是后牙反殆治疗的最佳时期，10 岁前早期扩弓能最大限度地打开腭中缝，尽早扩大上牙弓，形成骨性的生长，避免牙弓长度不足造成的牙列拥挤，同时引导下颌向前，纠正后牙反殆及前牙深覆殆、深覆盖。10 岁以后随青春发育高峰期结束，腭中缝闭合，再打开腭中缝比较困难。在乳牙列阶段，4 岁以上的儿童如果能够配合矫正，可以尽早开始矫正，在短时间内就可以解除后牙反殆，和乳前牙反殆矫正的疗程

基本一致。

常用的矫正方法包括：

（1）上颌单侧𬌗垫活动矫正器。适用于单侧反𬌗患儿。在正常侧设计𬌗垫抬高咬合，反𬌗侧放置双曲舌簧，反𬌗解除后逐步磨除𬌗垫。

（2）上颌分裂簧加基托活动矫正器。适用于后牙对刃或轻度反𬌗的扩弓矫正，活动矫正器的矫正效果依赖于患儿的配合。

（3）螺旋快速上颌扩弓矫正器（图 57）。主要使用矫形力打开上颌腭中缝，腭中缝中结缔组织增生、钙化，形成骨性愈合，也可使牙齿颊向倾斜移动。螺旋扩大器交给家长或患儿来操作，每次旋转 90°，每天早晚各一次，每天开大 0.5mm，乳牙列阶段可以每天一次，旋转 90°，过矫正达到后牙深覆盖。有研究认为最大开展宽度为 12mm。扩弓后需保持 3 ～ 6 个月，等待新骨形成后再摘除螺旋扩大器。打开腭中缝后中切牙会出现间隙，需要通过固定矫正器关闭间隙。矫正器的类型分为活动式、固定插入式及固定焊接式，固定式是通过在磨牙上放置带环实现的。

（4）上颌四圈式扩弓簧（the quad helix appliance）或 W 弓矫正器（W-arch appliance）。分为活动式、固定插入式及固定焊接式，固定式四圈式扩弓矫正器（图 58）效果肯定，扩大 8 ～ 10 岁儿童磨牙间宽度效果比可摘式更佳。

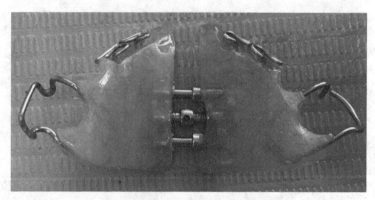

图 57 螺旋快速上颌扩弓矫正器

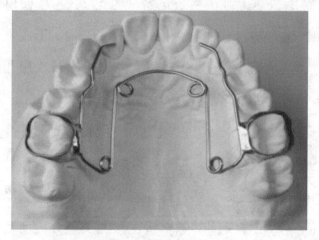

图 58 四圈式扩弓簧

（5）横腭杆插入或焊接式固定矫正器。适用于磨牙反𬌗、旋转、远移及转矩等。

（6）带环固定交互牵引。个别后牙（第一磨牙）反𬌗要及时治疗，带环固定交互牵引可以有效矫正后牙反𬌗。

（7）隐形矫正器。可以用于水平向扩弓，在效果和舒适度方面有一定优势。

参考文献

1. 高艳霞，朱红 . 乳牙反殆矫正后复发率及其影响因素研究 . 中华口腔正畸学杂志，2011，18（1）：42-43.

2. Borrie F，Bearn D.Early correction of anterior crossbites：a systematic review.J Orthod，2011，38（3）：175-184.

3. Piassi E，Antunes LS，Andrade MR，et al.Quality of Life Following Early Orthodontic Therapy for Anterior Crossbite：Report of Cases in Twin Boys.Case Rep Dent，2016：3685693.

4. 陈扬熙 . 口腔正畸学——基础、技术与临床 . 北京：人民卫生出版社，2012：527-555.

5. 葛立宏 . 儿童口腔医学 .4 版 . 北京：人民卫生出版社，2012：213-234.

6.Casamassimo PS，Fields HW，McTigue DJ，et al.Pediatric dentistry：infancy through adolescence . 5th ed.St. Louis：Elsevier Saunders，2013：393-398.

7.Agostino P，Ugolini A，Signori A，et al. Orthodontic treatment for posterior crossbites.Cochrane Database Syst Rev，2014（8）：CD000979.

8. Wiedel AP，Bondemark L.Fixed versus removable orthodontic appliances to correct anterior crossbite in the mixed dentition——a randomized controlled trial.Eur J Orthod，2015，37（2）：123-127.

9.Wiedel AP，Bondemark L.Stability of anterior crossbite correction：a randomized controlled trial with a 2-year follow-up.Angle Orthod，2015，85（2）：189-195.

上颌中切牙间隙

38. **儿童上颌中切牙间隙患病率为 1.6% ~ 25.4%**

上颌中切牙间隙是混合牙列期儿童较为常见的错𬌗畸形之一，据统计患病率在不同人群中从 1.6% ~ 25.4% 不等。多年来对于上颌中切牙间隙形成原因及矫正时机的探讨一直在进行，并存在一定争议。1940 年以前，多数医生认为上唇系带短是导致上颌中切牙间隙的主要原因，当时并没有认识到患者牙齿萌出过程中间隙自行闭合的可能性，因此，较多采用了早期实施上唇系带手术的治疗方法。1941 年，Broadbent 发现在乳恒牙替换的过程中，会出现暂时性上颌中切牙间隙，随着恒尖牙的萌出可自行纠正。Landsey 等发现在上颌中切牙萌出的早期约有 2/3 的儿童存在上颌中切牙间隙，Taylor 的研究证实只有 7% 的间隙持续到 12 岁以后，因此提出上颌中切牙间隙的治疗可以推迟到尖牙萌出时进行。此后，陆续有学者对上颌中切牙间隙和上唇系带之间的关系进行了研究，发现导致上颌中切牙间隙的原因是多方面的。

由于上颌中切牙间隙处在上颌牙列的正中位置（图59），对儿童的面部美观、发音，甚至心理都可能造成明显影响，儿童和家长要求尽早矫正的心情是比较迫切的。这些年来多种治疗方法都在应用，如外科手术、复合树脂修复、正畸矫治等，但可能会出现一些问题：①没有充分考虑发育的潜力，过早进行不必要的矫治；②矫治不及时，影响到后面牙齿的萌出和排列；③病因未解除，导致矫正后复发。上颌中切牙间隙的矫治不能局限在纠正间隙、改善功能和外观上，更需要针对病因进行治疗。由于上颌中切牙间隙矫正后复发率较高，因此正确分析其形成原因、把握矫治时机及选择矫治方法十分重要。

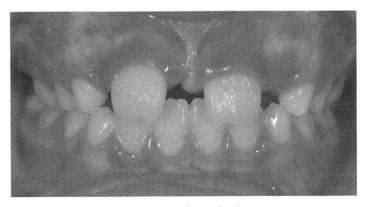

图59 上颌中切牙间隙

39. 上颌中切牙间隙需分析病因，针对病因进行及时矫治

正确分析病因，针对病因进行及时矫治，可以有效保持疗效，促进牙列正常发育。常见的导致上颌中切牙间隙的原因有：

（1）正常的发育间隙。如生理间隙；前颌骨中线不完全融合；V型或W型鼻中隔；种族原因，如黑种人群体正中间隙表现为民族特征。生理性间隙是指在上颌中切牙萌出初期，出现牙冠向远中偏斜，两颗牙之间出现间隙，这主要是由于侧切牙牙胚正位于中切牙牙根处，切牙向下萌出时挤压牙根造成暂时性的牙间隙，通常不超过2mm，属于混合牙列早期暂时性错殆。此期又称为"丑小鸭"阶段。这种情况不需要正畸治疗，等待尖牙萌出时，随着切牙冠根位置的改变，间隙会自行调整关闭。

（2）前牙反殆。据首都医科大学附属北京儿童医院口腔正畸专业门诊统计，在混合牙列期，与前牙反殆有关的因素在所有因素中占第一位。其原因可能是反殆限制了上颌中切牙向前方的发育，使得上颌中切牙远中移位，出现间隙，并导致侧切牙腭侧位萌出或尖牙唇向萌出，故应尽早开始矫正。可采用殆垫式活动矫正器、2×4方丝弓固定矫正器及隐形矫正器等在短期内纠正反殆、关闭间隙、排齐上颌前牙。

（3）口腔不良习惯。在儿童发育期间，咬下唇习惯、吮指习惯、口呼吸及不良舌习惯等均可影响牙殆的正常发育，使上前牙

唇侧移位形成间隙。矫正间隙的同时，应给予引导并戒除不良习惯，包括治疗鼻咽部疾病，应用肌功能训练、前庭盾、唇挡、舌刺等活动矫正器。

（4）上颌中切牙之间存在多生牙。有的萌出后占据正常中切牙的位置，也有的埋伏在上颌骨内导致上颌中切牙间隙。因此，发现中切牙间隙，应常规拍摄曲面断层 X 线片，如果发现有多生牙存在，可以加拍口腔锥形束 CT（Cone Beam Computed Tomography，CBCT）帮助定位。及时拔除多生牙，间隙有可能自行关闭，但如果拔除时间过迟，尖牙已经萌出或存在 2 颗以上的多生牙时，则需正畸治疗。

（5）深覆殆和深覆盖患者。表现为多数牙散间隙，而不是单纯的中切牙间隙，下切牙咬在舌隆突上，向前上方的咬合力导致上颌间隙，矫治时则不仅要关闭间隙，还需打开咬合，内收上前牙，缩小上牙弓，协调咬合关系，否则也会复发。

（6）上唇系带异常。正常情况下，婴儿出生时上唇系带是比较薄的，附着于牙槽嵴顶，随着乳牙的萌出及颌骨的发育，上唇系带的附着位置逐渐退缩上移，到恒切牙替换后，大多数儿童上唇系带一般距中切牙龈乳头 4 ~ 5mm。在某些情况下，上唇系带先天发育异常粗大，唇系带中的纤维组织伸入上颌中切牙之间的牙龈乳头，甚至到腭侧的切牙乳头处，没有随着恒牙萌出而逐步上移，牵拉唇系带时可以发现牙龈乳头变白，阻碍中切牙邻面接触，导致上颌中切牙间隙发生。Rajani 等的研究发现，牙间乳头型和穿通乳头型上唇系带与上颌中切牙间隙和骨性安氏Ⅲ类错殆关系密切，统计学上具有显著相关性，认为唇系带附异常可能是中线间隙和影响牙槽突生长的病因。因此，异常系带的早期诊断可以防止牙周及正畸问题的出现。

儿童上唇系带手术的时机，以前的文献报道较多，多数认为应在尖牙萌出时实施上唇系带延长术，也有研究认为不能一概而论。有研究显示，7 岁前是唇部发育高峰，4 岁前尤为快速，手术年龄小于 6 岁组儿童与大于 9 岁组儿童比较，牙间隙矫正成功率更高，具有显著差异。如果出现如下情况：①儿童上唇系带过厚且附丽过低，限制唇部的运动，容易发生外伤时断裂需急诊手术的情况；②系带牵拉引起疼痛者；③上前牙处易积存食物，导致哺乳期儿童上前牙龋齿发生；④微笑时上唇外翻，露出唇系带影响美观；⑤儿童自我感觉牙间隙影响个体形象及自信心等，都可以考虑早期进行唇系带修整术。上唇系带修整术不是简单的切断系带，更需要切断穿过中线的牙龈纤维组织，否则间隙无法关闭，或正畸关闭间隙后出现复发。上颌中切牙间隙超过 2mm，通常单纯手术间隙不能关闭，需要配合正畸治疗，有研究认为应该同期进行，或者先正畸关闭间隙，再实施上唇系带修整术。

（7）牙量骨量不调。牙齿大小与牙弓大小不协调，牙齿宽度总和小于颌骨，表现为多颗牙散间隙。也有的是侧切牙缺失或过小，导致中切牙间隙，正畸矫正关闭或集中间隙后，为防止复发，常需配合修复治疗。如果仅仅是前牙个别牙间隙过大，或间隙两侧的牙形态正常或稍小，可直接用光固化复合树脂将间隙两侧的牙齿适当改型，关闭间隙。畸形过小牙，可制作贴面或烤瓷冠修复。

（8）上颌中线部位病变。如存在囊肿、牙瘤、乳牙滞留等，都可能导致中切牙间隙。需要及时手术摘除或拔除后正畸治疗。

综上所述，上颌中切牙间隙发生的原因是复杂多样的。如果发现中切牙间隙超过 2mm，需要找出病因，尽早去除病因，根据不同情况，选择治疗时机和制订治疗计划。常用的矫正器有固定矫正器、隐形矫正器。

参考文献

1.Jonathan PT，Thakur H，Galhotra A，et al.Maxillary labial frenum morphology and midline diastema among 3 to 12-year-old schoolgoing children in Sri Ganganagar city：A cross-sectional study.J Indian Soc Pedod Prev Dent，2018，36（3）：234-239.

2.Rajani ER，Biswas PP，Emmatty R.Prevalence of variations in morphology and attachment of maxillary labial frenum in various skeletal patterns——A cross-sectional study.J Indian Soc Periodontol，2018，22（3）：257-262.

3. 王郁，赵一娇，葛立宏，等 . 萌出诱导矫正器治疗上颌中切牙间隙的临床初探及三维数字化技术分析 . 中华口腔正畸杂志，2015，22（2）：91-95.

4.朱红，田海英.上颌中切牙间隙的临床分析.实用口腔医学，2005，21（5）：700-701.

5.Bapat SM，Singh C，Bandejiya P. Closing a Large Maxillary Median Diastema using Bapat Power Arm.Int J Clin Pediatr Dent，2017，10（2）：201-204.

6.Kumar A，Shetty RM，Dixit U，et al.Orthodontic Management of Midline Diastema in Mixed Dentition.Int J Clin Pediatr Dent，2011，4（1）：59-63.

埋伏阻生牙的正畸治疗

40. 上颌尖牙埋伏牙发生率最高

埋伏牙多数是在儿童期发现的，通常是在牙齿萌出和替换阶段，乳牙未在正常的年龄萌出，或乳牙脱落而恒牙没有正常萌出，通过照 X 线片检查时发现。也有时是在治疗其他牙齿问题，拍摄 X 线片时偶然发现。埋伏牙有的是多生牙，有的是正常的牙齿。正常情况下，牙根发育 1/2 ～ 3/4 时牙冠开始萌出，由于各种原因导致牙齿萌出期已过，仍在颌骨中未能萌出的牙齿，统称为埋伏牙，一旦根尖闭合牙齿就会缺乏萌出动力，通常不能自行萌出。

由于检查对象不同，各个国家和地区关于埋伏牙的患病率统计不尽相同。国外报道的埋伏牙患病率为 9.10% ～ 18.80%；一些国内正畸门诊患者流行病学调查统计埋伏牙患病率为 7.33% ～ 8.56%。上颌是最好发部位，上颌尖牙发生率最高，发

生率 0.77% ～ 7.92%，而上颌尖牙埋伏阻生的病例中 8% ～ 10%
为双侧尖牙阻生，女∶男比例为 2∶1，国外统计腭侧阻生与
唇侧阻生之比是 3∶1，国内则相反。上颌切牙发生率国外为
0.06% ～ 0.20%，国内为 1.50% ～ 4.22%，埋伏牙在各牙列发育
阶段均可发生（图 60 ～图 62）。

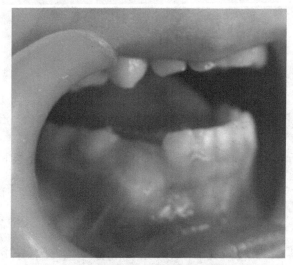

图 60 乳牙列右下颌乳尖牙埋伏阻生

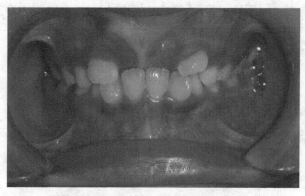

图 61 混合牙列上颌中切牙埋伏阻生

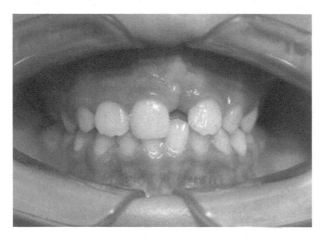

图 62 恒牙列左上颌中切牙埋伏阻生

　　首都医科大学北京儿童医院口腔正畸专业门诊在 2011 年做过回顾性研究，接受埋伏牙正畸牵引治疗的 61 名儿童，平均年龄 10.5 岁，其中男孩 29 人，女孩 32 人；66 颗阻生埋伏牙，上颌切牙占 43.85%，上颌尖牙占 31.82%，下颌双尖牙占 18.18%，上颌双尖牙占 6.06%，下颌磨牙占 4.54%，下颌尖牙占 3.03%，上颌磨牙占 1.52%。普通人群中出现埋伏牙最多的是第三磨牙（智齿）。这里我们谈到的埋伏牙不涉及多生牙和阻生智齿，因为这两类埋伏牙的治疗方法比较单纯，就是手术摘除。

41. 埋伏牙发生的病因复杂多样

　　埋伏阻生牙发生的原因复杂多样，主要分为局部因素和全身因素两大类（图 63 ～图 70）。局部因素包括：①萌出间隙不足，常见原因有乳牙早失邻牙移位、牙齿替换顺序异常或牙弓狭窄等，尖牙阻生与牙弓宽度不足密切相关；②牙胚位置异常，如有些尖牙牙胚位置过高，或偏离正常位置，与其他牙胚重叠。有的牙胚扭转、倾斜、倒置，这种情况可能与小时候局部受过外力撞击有关；③局部感染形成囊肿，常与乳牙根尖周炎有关，囊肿会缓慢增大；④含牙囊肿，囊肿内可见未能萌出的牙，囊肿缓慢、膨胀性生长，穿刺可见草黄色清亮的囊液；⑤乳牙滞留，乳牙牙根未正常吸收，占据了正常牙齿位置，影响恒牙胚萌出；⑥多生牙，占据正常牙位，阻挡恒牙萌出；⑦牙瘤，分为混合性牙瘤和组合性牙瘤，会随着年龄增长而增大，表现出骨膨隆，阻碍恒牙萌出；⑧乳牙过早缺失，导致牙龈肥厚，萌出阻力过大；⑨恒牙胚畸形发育，不能萌出。⑩上颌侧切牙过小或缺如；⑪牙根骨粘连；⑫颌骨肿瘤，包括各种良性或恶性肿瘤，有研究发现下列10种病变与埋伏牙有关：牙源性囊肿、牙源性钙化囊肿、单囊（壁）成釉细胞瘤、成釉细胞瘤、成釉细胞纤维瘤、腺瘤样牙源性肿瘤、牙源性角化囊肿、先天性肿瘤、牙源性钙化上皮瘤、成釉细胞纤维瘤。当遇到与埋伏牙相关的病变时，应在鉴别诊断中加以考虑；⑬唇腭裂等，唇腭裂裂隙附近的牙齿常常出现萌出异常。

全身性因素包括：营养不良，佝偻病，内分泌失调（甲状腺功能低下、甲状旁腺功能低下、垂体功能减退），遗传因素（如锁骨颅骨发育不全综合征，主要病因是遗传性成骨不全、牙槽骨重建困难、恒牙萌出潜力缺乏及多生牙）等。

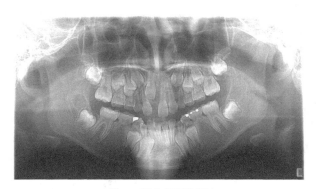

图 63 萌出间隙不足

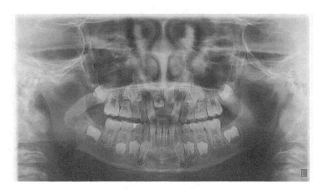

图 64 牙胚位置异常

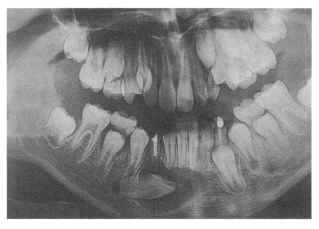

图 65 局部感染

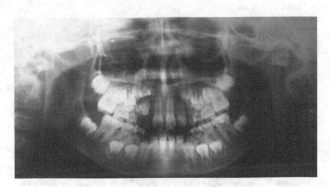

图 66 牙瘤

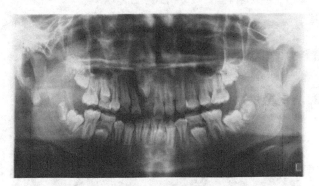

图 67 含牙囊肿

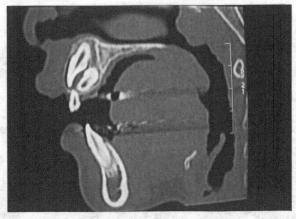

图 68 多生牙

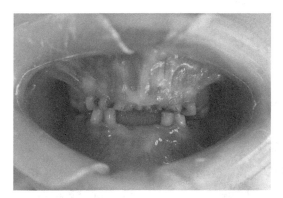

图 69　颅骨锁骨发育不全综合征

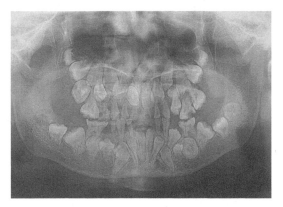

图 70　颅骨锁骨发育不全综合征 X 线片

　　埋伏牙可能导致的临床问题包括：①相邻牙向唇侧或腭侧移位或倾斜，影响牙齿的排列；②牙弓长度丧失；③邻牙牙根吸收，大约有 0.71% 的 10 ~ 13 岁儿童由于尖牙阻生导致切牙的牙根吸收（图 71）；④形成含牙囊肿，囊肿会缓慢生长压迫导致颌骨吸收和相邻恒牙牙胚移位；⑤咬合关系紊乱，出现创伤殆；⑥牙根弯曲；⑦影响美观、发音及心理健康等。

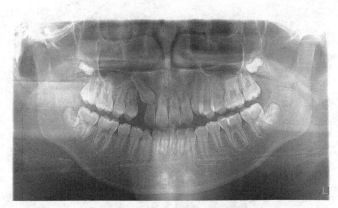

图 71 尖牙埋伏导致邻牙牙根吸收

42. X 线片检查是发现和诊断埋伏牙的重要手段

通过临床检查可能发现下列异常：乳牙或恒牙迟萌，乳牙滞留；颌骨局部隆起；邻牙向近远中倾斜生长等。X 线片检查是发现和诊断埋伏牙的重要手段：①普通牙片。通常出现临床问题时，拍片偶然发现埋伏牙；②曲面断层 X 线片。可以进一步确定埋伏牙的位置及与周围恒牙胚关系；③ CBCT。当埋伏牙位置比较深需要手术时，CBCT（图 72）可以帮助清楚显示牙根发育情况和牙齿形态，对埋伏牙进行横断面扫描、冠状面及矢状面重建，了解埋伏牙与周围牙齿、牙槽骨及神经血管的关系，确定手术开窗路径及正畸牵引方向。

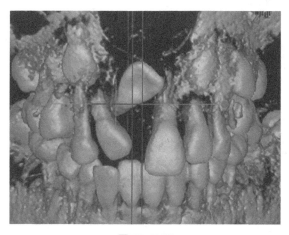

图 72 CBCT

很多时候儿童口腔科医生或全科医生发现埋伏牙，转到口腔颌面外科医生处，单纯去除病理因素，如牙瘤摘除，等待自行萌出，或者直接拔除埋伏牙。但是研究表明，许多埋伏阻生牙不能自行萌出，需要进行正畸牵引，也有些被拔除的埋伏牙其实在早期可以通过正畸牵引得到保留，因此，多学科协作治疗十分必要。

43. 早期阻断性治疗可避免拔除埋伏牙

尽早消除导致埋伏牙的局部病因，可以减少许多后续的复杂治疗，同时也可以避免因未及时治疗牙根发育弯曲，以致不得不拔除埋伏牙。

（1）对于乳牙早失邻牙移位，因萌出间隙不足导致的埋伏牙，首先应该重视预防并积极治疗乳牙龋齿，保持乳牙列的完整，一旦发生乳磨牙过早缺失或多颗乳前牙过早缺失，根据儿童发育的阶段及时制作间隙保持器。已经发生间隙不足，无法正常萌出的牙齿，可以通过正畸方法局部开展间隙，通常间隙足够埋伏牙可以正常萌出。

（2）对于牙弓狭窄造成的牙齿不能正常萌出，首先要预防这种情况的发生，需要指导家长和儿童在饮食方面多用牙齿咀嚼，促进颌骨发育，同时纠正一些可能影响牙弓发育的口腔不良习惯，如张口呼吸等，如果已经发生牙弓狭窄，可以通过正畸的方法扩弓，改善牙弓发育。

（3）如果牙胚位置异常，可以考虑早期拔除相关乳牙。Ericson and Kurol 研究发现，尖牙冠位于侧切牙中线远中，≤ 11 岁时拔除乳尖牙，91% 的异位阻生恒尖牙可以恢复正常位置萌出。如果尖牙冠位于侧切牙的中线近中，则成功率只有 64%。

埋伏牙牙尖到达牙龈黏膜交界处的冠方，简单牙龈切除术后，埋伏牙可以自行萌出；如果埋伏牙牙尖在牙龈黏膜交界的根方，采用龈切和去除部分骨的开窗术后，埋伏恒牙通常也可以自行萌出；如果埋伏牙牙尖远离牙龈黏膜交界的根方，需要通过闭合式正畸牵引导萌。

（4）受到多生牙的阻挡而埋伏阻生的牙齿，如果牙根尚未发育完成，在拔除多生牙后，通常可以不急于正畸牵引，大部分埋伏牙可以萌出。

（5）感染引起含牙囊肿，在去除引起感染的病灶牙，囊液充分引流后，埋伏牙也可以自行萌出。

（6）发现牙瘤要及时手术摘除，根据我们的临床观察，牙瘤导致的恒牙埋伏阻生，通常无法自行萌出，需要正畸牵引。

44. 埋伏牙的治疗年龄越小成功率越大

正畸技术与颌面外科手术的配合，使复杂埋伏牙导萌成为可能。首先，在术前通过正畸矫正器开辟出足够的间隙，开始手术开窗，在埋伏牙上粘接附件，然后进行正畸牵引。手术开窗牵引的方式有两种，暴露式牵引和闭合式牵引。

暴露式开窗牵引（图73，图74），适用于埋伏牙位置比较浅表，已萌出至黏膜下、黏骨膜下或牙槽骨表面，牙齿表面有较充足附着龈覆盖，牙龈环形切开暴露埋伏牙，粘接牵引装置。但对于深部埋伏阻生的病例，由于牙齿表面仅有牙槽黏膜覆盖，缺少附着龈覆盖，牙齿导萌后环形牙龈切除往往因牙周附着龈缺乏而发生牙龈炎症，牙龈形态也不理想，有时会出现牙龈退缩、临床冠变长，影响美观。

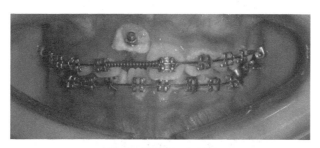

图73 暴露式开窗牵引

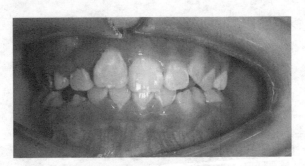

图 74 暴露式开窗牵引结束

　　闭合式导萌适用于位置比较深，或水平生长，甚至倒置生长的埋伏牙牵引。通过 CBCT 片定位，设计梯形切口，翻开黏骨膜瓣，去除表面覆盖的骨质及部分牙囊，暴露埋伏牙牙面，经完善止血后，在牙面上放置粘接附件，挂牵引橡皮链，或直接粘接金属链状附件，调整好牵引方向，最后将黏膜瓣复位缝合，待 7 日伤口愈合后拆线。粘接正畸托槽牵引埋伏牙，排齐牙列。闭合式牵引，使牙齿模仿正常的萌出过程，成功率高，容易获得较好的牙龈美观形态和牙周健康状况（图 75 ～图 77）。

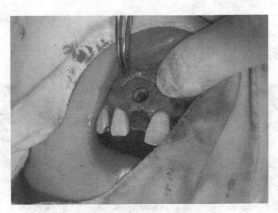

图 75 埋伏牙开窗术

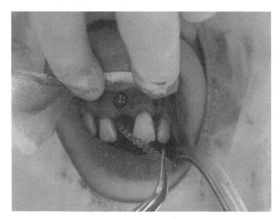

图 76 挂牵引链

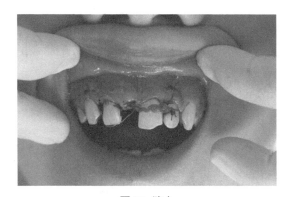

图 77 缝合

　　埋伏牙牙根未完全发育，或牙根弯曲角度是钝角，则预后较好。正畸牵引中支抗设计、牵引的位置和方向，以及牵引力值大小最为重要。倒置埋伏牙牵引时作用力点越接近切缘，旋转中心随之向牙冠方向移动，完全埋伏状态旋转中心的运动轨迹向量之和趋向下前方。注意须用持续轻力（50g），避免因刺激牙髓和损伤牙周而导致的附着龈丧失和牙龈退缩。

牵引可能出现的问题：①牙齿移动不足或不移动：可能为去骨不足，或粘接附件未粘在牙上而粘在颌骨上、牙根骨性粘连、正畸力的方向或大小不正确等；②粘接的附件脱落：粘接时止血不充分，没有彻底隔湿，可能导致粘接不牢固；③牙齿没有按照预想的方向移动：有可能因附件粘接的位置不正确。水平或倒置生长的埋伏牙，在粘接附件时，需要尽量接近牙齿切端，否侧可能导致牙齿不能旋转移动。另外要考虑的是牵引力的方向及大小是否适当。

在有条件正畸牵引的情况下，埋伏中切牙一般不赞成拔除，中切牙早期缺失导致一系列并发症，中线偏移，邻牙移位、上颌前牙区牙槽高度降低。只有牙根弯曲且牙根已经完全发育的牙才考虑拔除。拔除后以正畸侧切牙替代，或保持间隙，到达年龄后种植或烤瓷桥修复。埋伏尖牙大多数也都可以早期正畸牵引。埋伏尖牙拔除指征包括：①骨性粘连不能移位，外吸收或内吸收；②牙根严重弯曲；③尖牙移位严重，如在中切牙和侧切牙之间，正畸牵引会损伤其牙根，且第一前磨牙替代尖牙咬合良好可以接受；④患儿不愿意正畸。

对于根发育小于 1/2 ～ 2/3 的，也可以采用外科手术直接复位的方法。有报道显示，异位阻生（埋伏牙倒置、水平阻生）的未成熟切牙和尖牙，在牙根形成初期牙根还未弯曲的时候，早期外科复位可以简化疗程，缩短治疗时间。外科复位的并发症包括：根吸收、牙髓坏死、牙根发育形成部分或完全停止。正确选择病例、非常严格仔细的外科手术过程会减少并发症的发生可能，获得满意结果。

总之，严格掌握适应证，选择最佳的治疗方案，可以取得满意效果。埋伏牙牵引的成功率取决于牙根的弯曲程度、牙的位置和牙根发育的程度。牙根弯曲角度是钝角，牙位置偏低，牙根未完全发育的，预后较好。埋伏牙的治疗年龄越小成功率越大。正畸牵引中支抗设计、牵引位置和方向、牵引力值大小最为重要。谨慎选择早期诊断和治疗时间段，费用低，矫正过程相对简单。

45. 颌骨含牙囊肿所致埋伏牙的治疗

儿童颌骨含牙囊肿的治疗需要特别提出来，由于囊肿中会含有 1 颗或多颗恒牙胚，治疗时不能像对待成人患者那样，采用彻底刮除囊肿的方法。一方面是因为儿童的再生修复能力很强，有完全修复的潜力；另一方面保留恒牙胚对儿童来说十分重要，关系到颌骨的发育、口腔功能的健康及颌面部的美观。

含牙囊肿是较为常见的牙源性颌骨囊肿之一，可以发生在任何年龄，儿童发病率更高，仅次于根尖囊肿。含牙囊肿发生于牙冠或牙根形成之后，在缩余釉上皮与牙冠面之间出现液体渗出而形成含牙囊肿，多数情况下含 1 颗恒牙胚，也可以含有多颗恒牙胚。发病部位和年龄有关，青少年患者含牙囊肿多发生在上颌尖牙、侧切牙及下颌前磨牙区，成年患者病变多位于下颌第三磨牙，也可由多生牙引起。囊肿在初期无自觉症状，生长缓慢，为膨胀性生长，持续生长会压迫上颌骨使骨壁变薄、相邻恒牙胚发生移位，甚至可破坏上颌窦各壁而致面部、口腔前庭、硬腭等处隆起，导致面部畸形，囊肿区可见受累牙未萌出。没有发生感染时，即使是很大的囊肿，局部往往也没有明显疼痛症状，通常因牙齿未正常萌出或其他问题做 X 线片检查时偶然发现。口腔内检查时面颊部或口腔前庭处可见膨隆，表面光滑，扪诊按压时感觉有弹性，似按压乒乓球的感觉。X 线片显示囊肿多为圆形或卵形的透影区，边缘整齐，有时呈现明显白色骨质反应线，囊肿内有 1 颗或多颗完整牙齿或牙冠，牙冠突入囊腔内。穿刺检查囊内为褐色的清亮液体，含胆固醇。

首都医科大学附属北京儿童医院口腔科曾总结 2008—2012 年治疗的 31 例颌骨含牙囊肿病例，儿童含牙囊肿最好发的牙位为下颌乳磨牙、双尖牙区，其次是上颌尖牙区及上颌中切牙区。前牙区病因多与乳牙龋坏及外伤有关，后牙区发病多与乳牙龋坏及相关治疗有关。根据囊肿部位及大小，结合恒牙胚的位置，采取拔除病灶牙的一次性开窗治疗，或进行开窗减压加冲洗治疗，保留恒牙胚，不需进行囊壁搔刮，结果所有含牙囊肿的囊腔消失，囊腔内的继承恒牙都得到保留。大部分因囊肿导致位置异常的牙齿可自行调整萌出到正常位置，少部分病例需要进一步正畸矫正牵引至正常位置（图 78 ～图 80）。

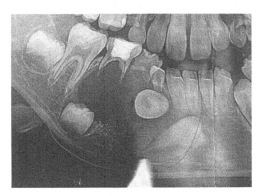

图 78 含牙囊肿治疗前，43、44、45 牙胚移位

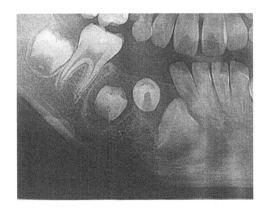

图 79 治疗后 6 个月囊肿缩小，43、44、45 牙胚开始复位

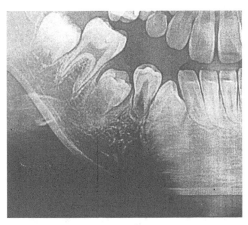

图 80 治疗后 10 个月囊肿消失，43、44、45 牙胚基本复位，开始萌出

中国医学临床百家

参考文献

1.Fardi A，Kondylidou-Sidira A，Bachour Z，et al. Incidence of impacted and supernumerary teeth-a radiographic study in a North Greek population. Med Oral Patol Oral Cir Bucal，2011，16（1）：e56-e61.

2.Topkara A，Sari Z.Impacted teeth in a turkish orthodontic patient population：prevalence，distribution and relationship with dental arch characteristics. Eur J Paediatr Dent，2012，13（4）：311-316.

3.Arboleda-Ariza N，Schilling J，Arriola-Guillén LE，et al. Maxillary transverse dimensions in subjects with and without impacted canines：A comparative cone-beam computed tomography study. Am J Orthod Dentofacial Orthop，2018，154（4）：495-503.

4.Yan B，Sun Z，Fields H，et al. Etiologic factors for buccal and palatal maxillary canine impaction：a perspective based on cone-beam computed tomography analyses. Am J Orthod Dentofacial Orthop，2013，143（4）：527-534.

5.Alqerban A，Storms AS，Voet M，et al. Early prediction of maxillary canine impaction. Dentomaxillofac Radiol，2016，45（3）：20150232.

6.Mortazavi H，Baharvand M. Jaw lesions associated with impacted tooth：A radiographic diagnostic guide. Imaging Sci Dent，2016，46（3）：147-157.

7.Baccetti T，Sigler LM，McNamara JA Jr. An RCT on treatment of palatally displaced canines with RME and/or a transpalatal arch. Eur J Orthod，2011，33（6）：601-607.

8. 于国霞，朱红 .31 例儿童及青少年含牙囊肿保守治疗临床观察 . 北京口腔医学，2014，22（4）：218-221.

9. 庞煊奈，康娜 . 正畸患者埋伏牙患病情况的流行病学分析 . 广西医科大学报，2013，30（3）：468-469.

10. 邓晓丽 . 埋伏牙患病情况的回顾性研究 . 西安：第四军医大学，2012.

11. 林璇，于莹，陈垂史，等 . 上颌埋伏前牙正畸牵引失败原因及埋伏牙再植临床疗效分析 . 临床口腔医学杂志，2015，31（5）：294-296.

12.de Mendonça MR， Verri AC， Martins LP，et al. Interceptive approach to treatment of impacted maxillary canines. J Craniofac Surg，2012，23（1）：e16-e19.

13.Manne R， Gandikota C， Juvvadi SR，et al.Impacted canines：Etiology，diagnosis， and orthodontic management.J Pharm Bioallied Sci，2012，4（Suppl 2）：S234-S238.

乳牙列及混合牙列期的间隙管理

46. 多颗上颌中切牙过早脱落不利于儿童语音发育

牙列的完整性对于保持口腔的咀嚼功能、舌的位置、语言发音、牙弓发育及面颌部的美观十分重要。乳牙列的完整一方面为继承恒牙胚的萌出预留出足够的空间；另一方面也对恒牙的萌出起到一定的诱导作用。同时乳牙列及混合牙列期牙列的完整也有利于咀嚼功能的发挥和促进颌骨的正常发育。乳牙早失（图81，图82）会使恒牙胚萌出间隙不足。导致牙齿过早缺失的主要原因包括：严重的龋齿、牙髓炎及根尖周炎，导致牙齿过早自行脱落或无法治疗被拔除；由于咬合创伤或其他全身性疾病等因素牙齿过早脱落；牙齿因外伤撞击脱落；先天性牙齿缺失等。如果牙齿由于某种原因过早缺失，致使相邻牙齿的紧密接触关系改变，会引起牙齿的移位及倾斜移动，影响恒牙萌出、牙齿排列及颌骨发育，导致错𬌗畸形的发生。Kalia G 等研究年龄为 3～6 岁的儿童，至少 2 颗上颌前牙被拔除后的发音状况，认为儿童言语和语言发育是一个动态的过程，口腔牙齿间的空气流动影响各种单词和短语的发音，前牙缺失患者的治疗不应局限于美观和功能性口腔康复，还应包括语音，因为多颗上颌中切牙过早脱落对儿童语音发育有长期影响。因此，对于牙齿过早缺失，及时和正确的间隙管理十分重要。

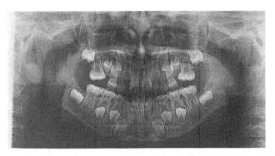

图 81　左右上颌第二乳磨牙早失，第一恒磨牙近中倾斜移位，
导致咬合紊乱。第二双尖牙萌出间隙不足

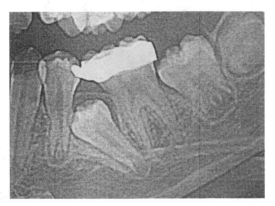

图 82　左下颌第二乳磨牙早失，没有尽早保持间隙，
第一恒磨牙近中移位，导致第二双尖牙阻生

47. 乳牙早失的前 6 个月间隙损失最多

在乳牙列阶段，乳牙过早缺失，间隙保持器的制作需要考虑的问题包括：邻牙漂移和倾斜导致的间隙损失、恒牙胚的发育阶段及萌出时间、对美观及发音的影响、对咀嚼功能的影响等多种因素。

（1）乳牙早失后，牙槽骨的快速吸收发生在第 1～第 4 个月，大部分的间隙丧失发生在第一年内，前 6 个月间隙损失最多，如果恒牙胚近期不能萌出，拔牙后应尽快放置间隙保持器。一般认为第一乳磨牙早失发生在 8 岁以前，第二乳磨牙早失发生在 9 岁以前，都应该制作间隙保持器。

（2）也有研究发现乳牙早失与恒牙胚萌出的过早或推迟萌出有关，7 岁前第一乳磨牙早失，继承恒牙胚会推迟萌出，7 岁以后第一乳磨牙早失，继承恒牙胚则可能提前萌出。但是由于恒牙萌出的时间个体差异比较大，牙龄与实际年龄也不一定相符，不能完全依据儿童的年龄判断。

（3）研究发现通常牙齿直到牙根的 2/3 发育完成（Nolla 第 8 阶段）才萌出，根据 X 线片显示的牙胚发育情况可以推测恒牙胚萌出的时间。

（4）恒牙胚上方是否有骨质覆盖也会影响萌出时间，如果缺乏骨质覆盖，牙根发育不足也会提早萌出，若骨质覆盖较厚，则短期内不会萌出，需要制作间隙保持器保持间隙。

（5）乳切牙早失时，间隙丧失的可能性较小，主要考虑的是美观和发音的需求。

（6）牙列存在散间隙的情况，可以先观察，暂时不做间隙保持器。

（7）年轻恒牙早失后，无论前牙还是后牙都会很快出现邻牙移位、倾斜和间隙丧失，需要及时进行间隙管理，避免错𬌗畸形的发生。

48. 间隙保持器的种类及选择

间隙保持器的种类主要有固定式、可摘式两大类。固定式保持器包括带环丝圈式、全冠丝圈式、远中导板式、氧化锆圈式、充填式、舌弓式及 Nance 弓间隙保持器等，优点是方便、不需要摘取，保持间隙效果比较确定，缺点是不能保持垂直距离和恢复咀嚼功能。可摘式间隙保持器可以恢复咀嚼功能及美观，缺点是需要摘戴清洗，如果患者不配合会影响间隙保持的效果。如果间隙已经缩小，可以使用间隙扩展矫正器，如隐形矫正技术，是比较新型的数字化设计制作矫正器，可以比较准确地控制间隙的开展及保留，佩戴也比较舒适美观，但是费用较高。

矫正器的选择（图 83 ～图 89）：

（1）带环或全冠丝圈式间隙保持器，适用于第一乳磨牙早失、第一恒磨牙萌出后的第二乳磨牙早失、乳尖牙早失的患者。

（2）远中导板式间隙保持器，远中导板需要放置在第一恒磨牙的近中面。适用于第二乳磨牙早失，第一恒磨牙尚未萌出或仅部分萌出的患者。

（3）氧化锆圈式间隙保持器及纤维增强复合材料树脂(FRCR)间隙保持器，适用于对金属过敏的患者，可以替代带环或全冠丝圈式间隙保持器，耐受性较好，颜色美观，强度更高，避免了金属的腐蚀断裂等。

（4）舌弓式间隙保持器，适用于下颌多颗后牙缺失的患者。在双侧第一恒磨牙或第二乳磨牙上粘接带环，并在舌侧焊接舌弓，舌弓前部贴在下颌切牙的舌侧，保持牙弓长度。使用这种保持器，主要需要控制时间，以免影响牙弓发育。

（5）Nance弓间隙保持器，适用于上颌多颗后牙缺失的患者。在双侧上颌第一恒磨牙或第二乳磨牙上粘接带环，并在舌侧焊接Nance弓，基托抵住上腭前部，防止磨牙前移。需要注意上腭黏膜是否压迫损伤。

（6）可摘式间隙保持器，适用于多颗乳磨牙早失、双侧乳磨牙早失，以及多颗前牙早失的患者。通过放置局部义齿，在保持间隙的同时，可恢复咀嚼功能、引导正确的发音及保持外形美观。需要根据牙弓的发育及时调整更换。

（7）使用固定或可摘式间隙扩展矫正器，在矫正器基托上放置各种弹簧或螺旋扩大装置，可以将向间隙侧移动的牙齿推向远中，开展出足够的间隙，然后进行间隙保持。

（8）儿童型隐形矫正器，对于间隙损失较多的病例，特别是第二乳磨牙缺失，第一恒磨牙近中移位较多时，利用隐形矫正器推磨牙向远中开展间隙具有一定优势。

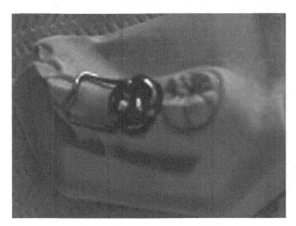

图 83 全冠丝圈式间隙保持器

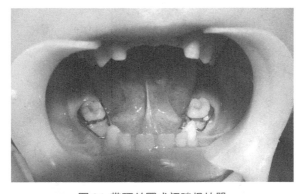

图 84 带环丝圈式间隙保持器

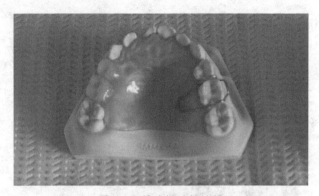

图 85 可摘式间隙保持器

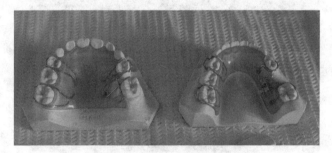

图 86 可摘式间隙扩展矫正器

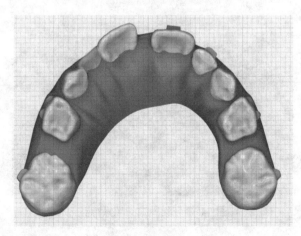

图 87 矫正前上颌

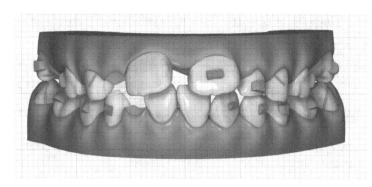

图 88 矫正前正面观

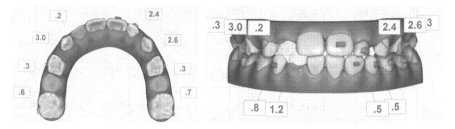

图 89 隐适美 First 矫正器，开展后牙间隙、关闭前牙间隙、预留恒牙萌出间隙

参考文献

1. 葛立宏 . 儿童口腔医学 .4 版 . 北京：人民卫生出版社，2012：220-221.

2. Kalia G，Tandon S，Bhupali NR，et al.Speech evaluation in children with missing anterior teeth and after prosthetic rehabilitation with fixed functional space maintainer.J Indian Soc Pedod Prev Dent，2018，36（4）：391-395.

3. Margolis FS.The esthetic space maintainer.Compend Contin Educ Dent，2001，22（11）：911-914.

4. Tulunoğlu O，Cinar C，Bal C，et al.Two-year study of alternative conservative

treatment modalities for early anterior permanent tooth loss.NY State Dent J, 2010, 76 (6) : 27-30.

5. Ahmad AJ, Parekh S, Ashley PF.Methods of space maintenance for premature loss of a primary molar: a review.Eur Arch Paediatr Dent, 2018, 19 (5) : 311-320.

6. Alnahwi HH, Donly KJ, Contreras CI.Space loss following premature loss of primary second molars.Gen Dent, 2015, 63 (6) : e1-e4.

7. Kaklamanos EG, Lazaridou D, Tsiantou D, et al.Dental arch spatial changes after premature loss of first primary molars: a systematic review of controlled studies. Odontology, 2017, 105 (3) : 364-374.

8. Mathu-Muju KR, Kennedy DB.Loss of Permanent First Molars in the Mixed Dentition: Circumstances Resulting in Extraction and Requiring Orthodontic Management.Pediatr Dent, 2016, 38 (5) : 46-53.

9. Simon T, Nwabueze I, Oueis H, et al.Space maintenance in the primary and mixed dentitions.J Mich Dent Assoc, 2012, 94 (1) : 38-40.

病例

49. 病例一　乳牙期反𬌗——𬌗垫式活动矫正器

基本情况：女孩，年龄5岁。

主诉："地包天"，影响进食、发音及美观，迫切要求矫正。

既往史：无特异。

家族史：家庭成员无类似错𬌗畸形。

一般情况：患儿全身情况尚可，智力正常，足月顺产，混合喂养，有慢性鼻炎病史，否认口呼吸、吐舌等不良习惯。

临床检查：面部左右不对称，下颌颏点右偏，张口状态；面中部凹陷；上唇红薄，下唇明显突出、外翻增厚；张口度正常，张闭口无明显关节弹响。

口腔内检查：乳牙列，Helman咬合发育阶段分期ⅡA期；55、54、53、52、51、61、62 与 85、84、83、82、81、71、

72、73 反𬌗，反覆𬌗Ⅲ°，反覆盖 5mm；下前牙完全盖住上颌前牙；磨牙关系Ⅲ类，尖牙关系Ⅲ类；下颌可后退约 2mm，不能退至对刃；牙弓基本对称，上齿槽座凹陷，上、下颌前牙均舌倾；舌体、扁桃体正常（图 90）。

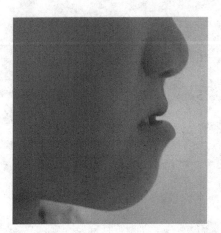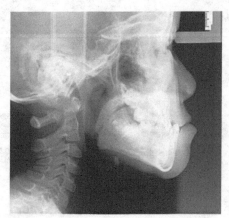

图 90 矫正前

曲面断层 X 线片：乳牙根尚未开始吸收，恒牙胚无异常。

头颅侧面 X 线片：ANB 为 - 3.8，骨性Ⅲ类；平均生长型；上颌骨前部发育不足，下颌相对颅底靠前；SNB 角过大，下颌前突，下前牙舌倾明显。

印象：安氏Ⅲ类错𬌗（骨性Ⅲ类，乳牙列）。

治疗目标：扩大开展上牙颌骨及上牙弓，促进上颌向前发育，限制下颌前伸习惯，纠正前牙反𬌗，改善凹面型，协调磨牙咬合关系。

矫正计划：𬌗垫＋导弓＋双曲舌簧＋分裂簧上颌活动矫正器。

矫正过程：取全口模型，制作矫正器，矫正器全天 24 小时戴用（图 91），包括进食及夜间睡眠时，仅在早晚及中午进食后刷牙时取下，用清水冲洗干净后继续戴用。初期每周复诊加力。注意舌簧的加力位置靠近牙颈部，使牙齿可以整体移动。治疗 3 个月时前牙呈对刃状态。由于舌簧已加力至最大，后牙反覆𬌗解除。再取工作模型，更换矫正器，双曲舌簧＋导弓＋𬌗垫，每 2 周复诊矫正器加力，同时逐步调低𬌗垫。6 个月后牙齿覆𬌗覆盖正常，面型明显改善，进食及发音基本正常。家长满意，结束本阶段矫治。3 个月后复查，矫治效果保持良好（图 92～图 94，表 1）。

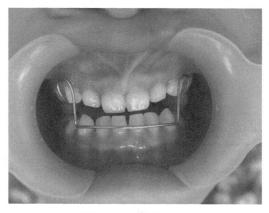

图 91 矫正器戴入后

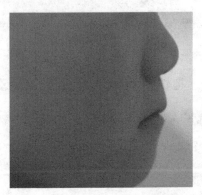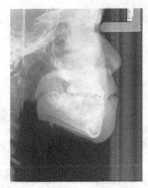

图92 矫正6个月后

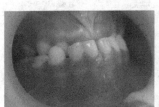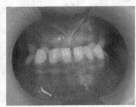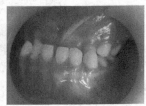

图93 矫正前

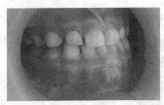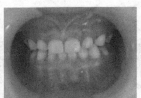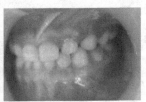

图94 矫正6个月后

表1 矫正前后投影测量主要指标分析

	治疗前	治疗后
∠SNA	85.4	87.9
∠SNB	89.1	88.2
∠ANB	—3.8°	—0.3

【病例分析】

患儿因反咬合，面部过于凹陷，并逐渐加重前来就诊。此前曾就诊于多家医院，均被告知为严重骨性畸形，需待长大后手术治疗。家长述患儿前牙切咬食物困难，甚至不能咬断面条，说话吐字不清楚，严重影响美观，导致儿童自卑心理严重，要求治疗心情非常迫切。

虽然表现为严重的骨性畸形，面中部凹陷明显，但经过 X 线片及模型分析，上颌发育不足为主要原因，患儿处于第二个面颌部生长高峰期，利用生长发育潜力，不需要使用很大的矫正力量，治疗后 SNA 角、ANB 角明显改善，ANB 角从 - 3.8 转变为 - 0.3，骨性Ⅲ类错𬌗得到明显改善。因此，儿童错𬌗畸形不应忽视儿童的生长发育潜力，通过适当的矫正器和加力方法，可以取得较好疗效。虽然替牙后有可能还需要再次矫正，但是早期矫正改善了牙齿的咬合关系、咀嚼功能、发音及面容美观，对于促进上颌骨良性发育和保持心理健康也是极为重要的。

50. 病例二　替牙期反𬌗——MRC 肌功能训练矫正器

基本情况：男孩，年龄 5 岁 10 月龄。

主诉："兜齿，笑时嘴歪"，要求矫正。

既往史：乳牙期反𬌗，未治疗。

家族史：家族成员无类似错𬌗。

一般情况：体健，混合喂养，有鼻炎病史，有时张口呼吸。

临床检查：面部左右不对称，下颌颏点向右侧偏；面中部凹陷；张口及微笑时下颌偏斜明显，张口度基本正常，张闭口无明显关节弹响。

口腔内检查：混合牙列，Helman 咬合发育阶段分期ⅡC期；51、61 Ⅰ°松动；31、41 萌出，31 轻度过长，41 扭转；磨牙Ⅲ类关系，尖牙Ⅲ类关系；53、52、51、61、62 与 84、83、82、41、31、72、73 反殆；下颌中线右偏 3mm；51、52、61、62 邻面龋，舌低位。

曲面断层 X 线片：51、61 牙根吸收约 1/2，恒牙胚发育基本正常，双侧髁突大小略有不对称。

头颅侧位分析：Ⅲ类骨面型，平均生长型，上颌发育不足，上下前牙舌倾，ANB－1。

印象：安氏Ⅲ类错殆，（骨性Ⅲ类，混合牙列）；51、52、61、62 中龋。

治疗目标：扩大开展上牙颌骨及上牙弓，促进上颌向前发育，纠正偏侧咬合及前牙反殆，改善凹面型，协调磨牙咬合关系。

矫正计划：MRC 肌功能训练矫正器 i3 系列。

矫正过程：取全口模型，选择合适型号 MRC 肌功能训练矫正器 i3n 小号矫正器，白天戴 1 小时，白天戴矫正器时尽量保持闭唇状态，晚上整晚戴矫正器，前 2 周晚上矫正器会脱出，2 周后能整晚戴矫正器。2 个月后复查时，前牙呈对刃咬合状态。更换矫正器 i3 小号，再戴 2 个月后复查。牙齿的覆𬌗覆盖基本正常，上下中线对正，面型获得明显改善，患儿及家长满意，结束本阶段矫治（图 95，图 96）。

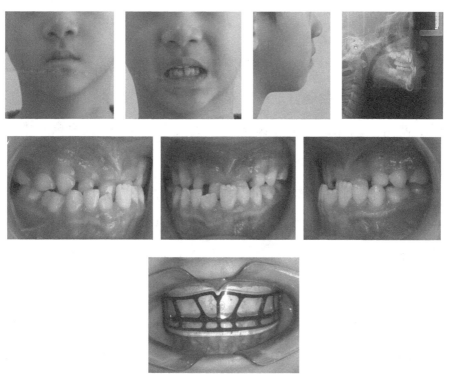

图 95 矫正前

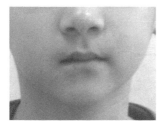
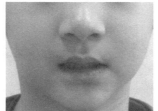
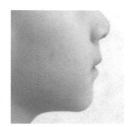

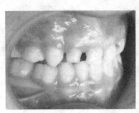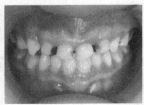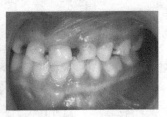

图 96 i3 系列 MRC 矫正 4 个月后

【病例分析】

患儿正处于替牙阶段，下颌恒中切牙已经萌出，上颌乳中切牙牙根已开始吸收，但是还不能马上替换，传统的殆垫式矫正器无法使用。因此选择受牙齿替换影响较小的 MRC 肌功能训练矫正器 i3 系列。肌功能训练矫正器唇颊侧伸长的唇颊挡可以帮助推开唇颊部黏膜，减轻唇颊肌对牙弓的向内侧压力，有利于上颌牙弓的扩张发育；反殆的患儿通常舌的位置过低，位于下颌牙弓的舌侧，矫正器的舌挡、舌垫和舌顶可以帮助舌体上抬，使舌贴于上腭和上颌牙弓内侧，也有助于上颌唇颊向扩弓；同时矫正器的牙齿轨道还可以引导牙齿排齐，使下颌前牙排齐。上述的综合作用使咬合偏斜得到纠正。在下颌发育高峰期到来之前，尽早纠正偏殆和反殆，避免下颌骨性偏斜的加重，有利于今后下颌骨向正常方向发育，患者面中部获得良好的发育，侧貌更加美观。

51. 病例三　混合牙列期反殆——固定矫正器

基本情况：女孩，年龄 7 岁 2 月龄。

主诉："兜齿"，影响美观，要求矫正。

既往史：乳牙列期反𬌗，未治疗。

家族史：姑姑和父亲有类似错𬌗。

一般情况：体健，混合喂养，否认张口呼吸、吐舌等口腔不良习惯。

临床检查：面中部凹陷；上唇红薄，下唇突出、外翻增厚；颏点右偏，张口度正常，张闭口无明显关节弹响。

口腔内检查：混合牙列，Helman 咬合发育阶段分期Ⅲ A 期；11、21、31、32、41、42 已经萌出，52、62 已经脱落，12、22 未萌出；16、26、36、46 已经萌出，磨牙Ⅲ类关系，尖牙Ⅲ类关系；55、53、11、21、63、64、65 与 46、84、83、42、41、31、32、73、74、75、36 反𬌗；下颌中线左偏 1mm；可以退至对刃。55、65、75、85 可见充填物，继发龋，75 颊侧黏膜可见瘘管。口腔卫生欠佳，软垢（++）。

曲面断层 X 线片：55、65、75、85 可见根管充填物，75 根尖病变；54、64、74、84 牙根开始吸，恒牙胚发育基本正常（图 97）。

头颅侧位分析：Ⅲ类骨面型，高角型，上颌发育不足，上下前牙舌倾，ANB 角－1。

印象：安氏Ⅲ类错𬌗，（骨性Ⅲ类）；55、65、85 继发龋，75 根尖周炎。

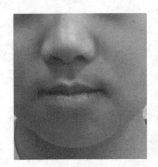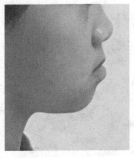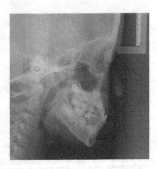

图 97 矫正前面像及头颅侧位 X 线片

治疗目标：扩大开展上牙颌骨及上牙弓，促进上颌向前发育，纠正前牙反殆，改善凹面型，协调磨牙咬合关系。

矫正计划：① 2×4 固定矫正器矫正，必要时配合前方牵引；②全口洁治；③建议治疗龋齿及根尖周炎。

矫正过程：全口洁治后，53、11、21、63、42、41、31、32 粘托槽，16、26、36、46 粘颊面管，上下唇弓结扎。配合Ⅲ类牵引。每 4 周复诊加力。固定矫正 6 个月后，前牙反殆解除，凹面型明显改善，上下唇型协调。由于患儿口腔卫生状况始终不佳，固定矫正器拆除，结束本阶段矫治。由于Ⅲ类牵引效果较好，本病例未进行前方牵引（图 98 ～图 100，表 2）。

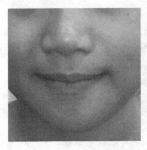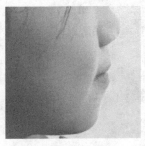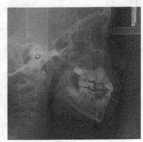

图 98 矫正后面像及头颅侧位 X 线片

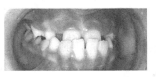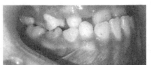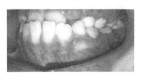

图 99 矫正前口内像

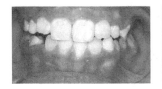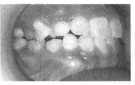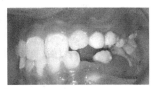

图 100 矫正后口内像

表 2 矫正前后投影测量分析

	矫正前	矫正后	标准值
SNA	75	84	82.3±3.5
SNB	76	80	77.6±2.9
ANB	−1	4	4.7±1.4
NP-FH	82	82	83.1±3.0
U1-NA	26	29	22.4±5.2
L1-NB	28	21	32.7±5.0
U1-L1	131	115	122.0±6.0
MP-SN	46	33	35.8±3.6
L1-MP	84	85	94.7±5.2
Yaix	67	65	65.5±2.9

【病例分析】

患儿家长述，在换牙前发现患儿是反咬合，但是外观没有明显异常，因此未做矫正。随着年龄增长，特别是开始替牙后，下唇越来越增厚突出，面型改变明显，给患儿带来心理压力。利用儿童的生长发育潜力，以 2×4 固定矫正器矫正，给予较轻的Ⅲ类牵引力，纠正了前牙反殆，矫正后 ANB 角从−1 转变为 4，骨性Ⅲ类错殆得到明显改善，同时 MP-SN 测量值从 46 转变为 33，从高角型转为平均生长型，面型获得极大的改善，矫正后患儿明显开心爱笑了，增强了患儿的自信心，虽然有家族遗传因素的影响，该患儿乳牙替换完成后，反殆没有复发，不再需要恒牙期矫正。当然有一部分有遗传因素的骨性Ⅲ类错殆，患儿以后还有可能需要二次正畸治疗，但这个阶段的矫正有利于减轻Ⅲ类错殆的严重程度，有利于患儿的心理健康。另外值得提出的一点是，戴固定矫正器期间，如果患儿没有良好的口腔卫生习惯，会存在导致牙齿脱钙的不良反应，这是值得引起重视的方面。

52. 病例四　咬唇不良习惯的矫正——唇挡活动矫正器

基本情况：女孩，年龄 5 岁 4 月龄。

主诉：咬下唇习惯 2 ～ 3 年，上前牙突，要求治疗。

既往史：无特殊。

家族史：家族成员无类似错殆。

一般情况：体健，智力正常，足月顺产，母乳喂养。

临床检查：面部基本对称，习惯前倾仰头，开唇露齿，上唇短缩外翻；自然状态下上前牙咬在下唇外侧；张口度正常，张闭口无关节弹响（图101）。

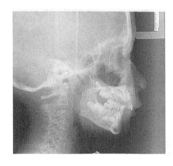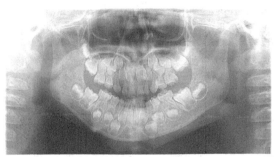

图101 矫正前X线片

口腔内检查：乳牙列，Helman咬合发育阶段分期ⅡA期；乳前牙深覆盖8mm，深覆𬌗Ⅲ°，咬合时完全看不到下前牙，下前牙咬在上腭乳头的后方。磨牙关系Ⅱ类，尖牙关系Ⅱ类。

印象：安氏Ⅱ类错𬌗，咬下唇不良习惯。

治疗目标：纠正咬下唇不良习惯，改善突面型，协调磨牙咬合关系。

矫正计划：唇挡活动矫正器（图102）。

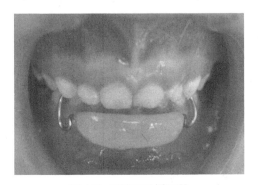

图102 唇挡活动矫正器

矫正过程：取全口模型，制作矫正器，戴入下颌唇挡活动矫正器，全天 24 小时戴用，仅在早晚刷牙及进食时可以取下。每 2 周复诊加力及调整矫正器。4 个月后，咬下唇习惯消失。牙齿的覆殆覆盖正常，上颌前突面型明显改善，患儿及家长满意，矫治结束（图 103，图 104）。

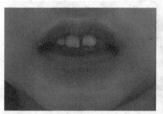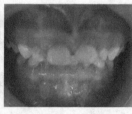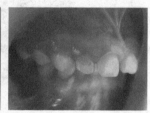

图 103 矫正前面颌像

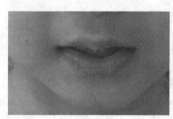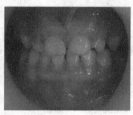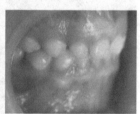

图 104 矫正后面颌像

【病例分析】

咬下唇不良习惯是导致患儿上颌前突及下颌后缩的主要原因，上前牙及下唇共同的力量，使下颌后缩及下前牙舌倾，其反作用力又推动上颌前部向前及上前牙唇倾。如果不能及时纠正，这种作用力和反作用力的恶性循环，会使畸形不断加重。戴入下颌唇挡活动矫正器后，利用唇挡部分推开下唇，双曲唇弓部分可以调节推开下唇的距离，挡住唇肌对下前牙的力量，上牙也无法咬在下唇外侧。口腔内外的肌力获得平衡，上下颌骨及牙弓恢复自然的正常发育，在 3 个月时咬合完全恢复正常，保持 1 个月，咬下唇习惯完全纠正，上唇的外翻也得到自然的纠正，恢复了儿童原本的美观面容，结束矫正。由于不良习惯导致的错𬌗畸形，在早期矫正中非常重要，矫正器的设计只需针对不良习惯的纠正，咬合发育会自然恢复正常。

53. 病例五　混合牙列期上颌前突的矫正——罗慕矫正器＋肌功能训练矫正器

基本情况：男孩，年龄 8 岁。

主诉：上前牙突，有吮指及咬下唇习惯多年，要求治疗。

既往史：曾患腺样体肥大，慢性鼻炎，近 1 年经治疗后好转。

家族史：家族成员无类似错𬌗。

一般情况：体健，智力正常，足月顺产，母乳喂养。

临床检查：面部基本对称，开唇露齿，自然状态下上前牙咬在下唇外侧，闭唇时颏肌极度紧张；张口度正常，张闭口无关节弹响。

口腔内检查：混合牙列，Helman 咬合发育阶段分期ⅡC 期，口腔卫生欠佳，牙面有色素沉着。前牙深覆盖 10mm，深覆𬌗Ⅱ°，下颌前牙咬在上腭乳头的后方。磨牙关系Ⅱ类，尖牙关系

Ⅱ类；上颌中线右偏 1mm。

曲面断层 X 线片：恒牙胚发育基本正常，乳恒牙无明显龋坏。双侧髁突发育基本对称。

头颅侧位分析：低角型，上颌前牙唇倾，下颌后缩，SNB 74，ANB 6，U1-L1 98。

印象：安氏Ⅱ类错殆；吸吮手指、咬下唇不良习惯。

治疗目标：纠正咬下唇不良习惯，改善上颌前突面型，协调磨牙咬合关系，调整口面肌功能。

矫正计划：萌出诱导矫正器。

矫正过程：取全口模型，制作矫正器，矫正器白天戴 1 ～ 2 小时，晚上睡觉时整晚戴用，1 个月后复查，基本适应矫正器，可以整晚戴用，以后每 2 个月复查，7 个月后，深覆殆深覆盖明显改善，上颌前突面型明显改善。接下来 6 个月再戴用 MRC 肌功能训练矫正器配合肌功能训练纠正吸吮手指、咬下唇不良习惯，覆殆覆盖基本恢复正常，闭合及微笑时唇形自然美观（图 105 ～图 109，表 3）。

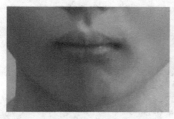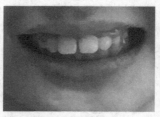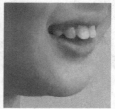

图 105 矫正前面像

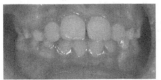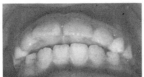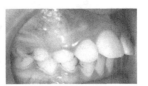

图106 矫正前口内像

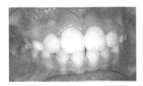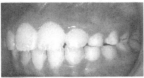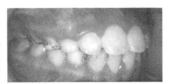

图107 矫正后口内像

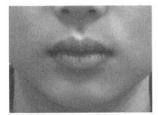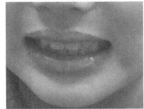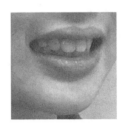

图108 矫正后面像

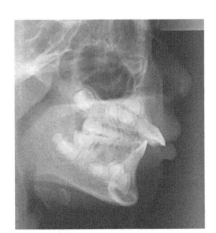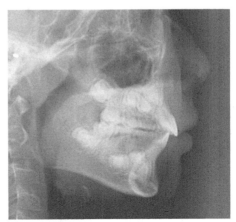

图109 矫正前头颅侧位、矫正后头颅侧位 X 线片

表3 矫正前后投影测量分析

	矫正前	矫正后	标准值
SNA	80	80	82.3±3.5
SNB	74	77	77.6±2.9
ANB	6	3	4.7±1.4
NP-FH	84	86	83.1±3.0
U1-NA	41	34	22.4±5.2
L1-NB	28	26	32.7±5.0
U1-L1	98	107	122.0±6.0
MP-SN	30	32	35.8±3.6
Yaix	57	59	65.5±2.9

【病例分析】

本例患儿牙弓无狭窄，主要表现为下颌后缩，上前牙唇倾导致的Ⅱ类错𬌗，根据儿童牙弓个体化制作萌出诱导矫正器，预成理想的弓形及上下颌位置关系，戴用时儿童将上下牙咬入凹槽，每日白天戴用1～2小时，每晚睡眠时戴用，每日总体佩戴时间不少于8小时，诱导下颌前伸、牙齿排列及牙弓发育，纠正唇倾的上前牙，利用儿童的生长发育潜力，诱导牙弓及上下颌咬合关系至正确的位置。由于患儿长时间存在比较明显的口腔不良习惯，在后期应用了MRC肌功能训练矫正器配合肌功能训练，使疗效得以巩固。

54. 病例六　混合牙列期上颌前突伴牙列拥挤的矫正——MRC 肌功能训练矫正器

基本情况：女孩，年龄 8 岁 6 月龄。

主诉：上前牙突、不齐，咬下唇习惯，要求治疗。

既往史：无特殊。

家族史：家族成员无类似错𬌗。

一般情况：体健，智力正常，足月顺产，母乳喂养。

临床检查：面部左右稍显不对称，下颌颏点右偏；唇稍显突，轻度开唇露齿，闭唇时唇肌紧张；张口度基本正常，张闭口无明显关节弹响。

口腔内检查：混合牙列，Helman 咬合发育阶段分期 Ⅱ C 期。前牙拥挤，深覆盖 6mm，覆合 Ⅰ°，下颌前牙咬在上腭乳头的后方。右侧磨牙关系偏近中 Ⅱ 类，左侧磨牙关系偏远中关系，上颌牙弓狭窄，后牙覆盖浅；下颌中线右偏 3mm，84 与 42 之间间隙小于 2mm，43 萌出间隙严重不足（图 110，图 111）。

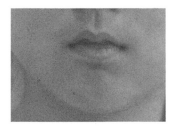 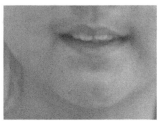 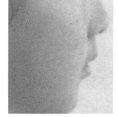

图 110　矫正前面像

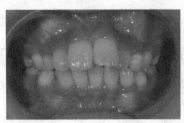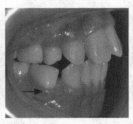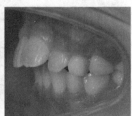

图 111 矫正前口内像

曲面断层 X 线片：恒牙胚发育基本正常，乳恒牙无明显龋坏。

头颅侧位分析：低角型，上颌前牙唇倾，下颌后缩，SNB 74，ANB 6，U1-L1 98。

印象：安氏Ⅱ类错殆；吸吮手指、咬下唇不良习惯。

治疗目标：纠正咬下唇不良习惯，改善突面型，协调磨牙咬合关系，调整口面肌功能。

矫正计划：MRC 肌功能训练矫正器矫正。

矫正过程：取全口模型，选择 K1 中号肌功能训练矫正器，矫正器白天戴 1 小时，晚上睡觉时整晚戴用，2 个月后复查，基本适应矫正器，可以整晚戴用，换 K2 中号矫正器，4 个月后复查，上下颌中线对正，84 与 42 之间间隙约 5mm，43 部分萌出，继续戴 K2 矫正器，6 个月后复查，覆殆覆盖基本正常，上颌前突面型明显改善，43 萌出间隙基本足够，已大部分部分萌出（图 112 ～图 117）。

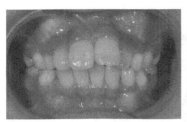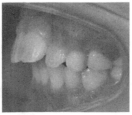

图 112　矫正前口内像

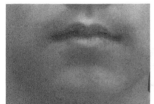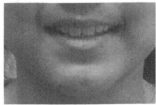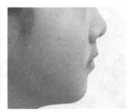

图 113　矫正后面像

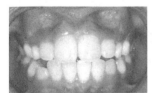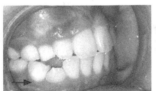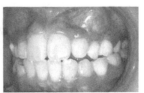

图 114　矫正 4 个月口内像

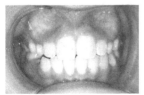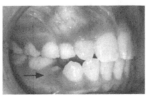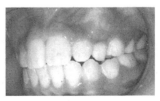

图 115　矫正 6 个月口内像

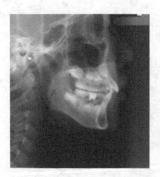
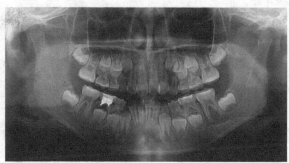

图 116 矫正前 X 线片

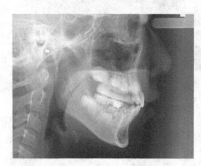
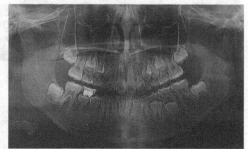

图 117 矫正后 6 个月 X 线片

【病例分析】

本病例儿童有咬唇不良习惯，导致上颌前牙突出，下颌前牙舌倾，且右侧偏斜，右下尖牙完全缺乏萌出间隙。患儿处于混合牙列阶段，上下颌牙弓均有狭窄，事实上患儿的 4 颗尖牙都存在萌出间隙不足、唇向异位萌出的趋势。采用 MRC 肌功能训练矫正器，位于下唇外侧的唇挡可以帮助推开下唇，减轻唇肌对下牙弓向内侧的压力，恢复下颌牙弓的正常发育，使下前牙直立，给予右下尖牙足够的萌出空间；矫正器上颌伸长的唇颊挡，减少了唇颊肌对牙弓的压力，有利于上颌牙弓的扩张发育；矫正器的牙齿轨道还可以引导内收排齐上颌前牙；治疗过程中并没有直接推动牙齿牙弓的矫正力，通过帮助牙弓处于正常的肌功能环境中，使牙弓得到自然发育，尖牙获得足够的萌出间隙，减少了今后需要拔牙矫正的可能性。

55. 病例七 混合牙列期埋伏牙的矫正——固定矫正器闭合式正畸牵引

基本情况：女孩，年龄 7 岁 6 月龄。

主诉：上门牙不长 1 年余。上前乳牙脱落 1 年，恒牙未萌。

既往史：2 岁时曾有上唇外伤史，当时唇肿胀明显，无特殊治疗。

家族史：家族成员无类似错𬌗。

一般情况：体健，智力正常，足月顺产，混合喂养。

临床检查：面部对称，张口度基本正常，张闭口无明显关节弹响。

口腔内检查：混合牙列期，Hellman 咬合发育阶段ⅡC；16、12、26、22、36、32、31、46、42、41 已经萌出，11、21 未萌出，51、61 乳牙已脱落；31、41 过长，咬于上颌牙龈（图 118）。

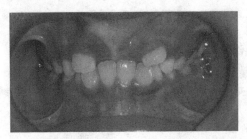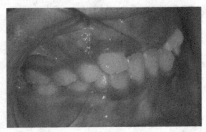

图 118 矫正前口内像

曲面断层 X 线片：11、21 牙胚埋伏于颌骨内，位置异常，11 水平位，21 倒置（图 119）。

CT：11 水平向前生长，21 倒置生长，位置贴近上腭，牙根少量发育，有弯曲趋势（图 119）。

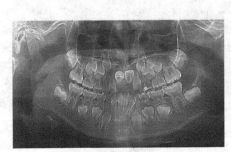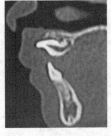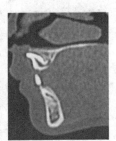

图 119 矫正前曲面断层 X 线片及 CT

印象：11、21 迟萌（骨内埋伏阻生）。

治疗目标：埋伏牙正畸牵引，排齐入牙列。

矫正计划：手术开窗，固定矫正器闭合式正畸牵引。

矫正过程：局麻下手术开窗，做梯形切口，翻开黏骨膜瓣，去除部分骨组织，暴露 11、21 腭侧面，粘托槽，挂链状橡皮圈，缝合黏骨膜瓣。1 周后戴固定矫正器，牵引 11、21。2 个月后

11 切缘位于黏膜下，拍摄 X 线片复查，11 已由水平方向转为向前下方，21 已由倒置方向转为接近水平方向，采用激光龈切暴露 11 牙冠，去除腭侧托槽，唇侧重新粘托槽加力排齐，21 继续牵引。4 个月后再次手术开窗，去除 21 腭侧托槽，唇侧重新粘托槽，由于上唇系带短厚，同时做上唇系带修整术。10 个月后 11、21 排齐，无松动，牙龈形态完整，保持 3 个月，结束治疗（图 120～图 122）。

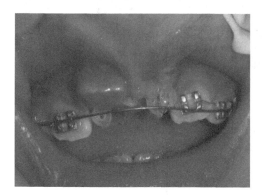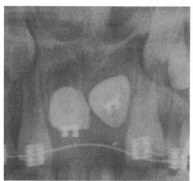

图 120 正畸牵引 2 个月后

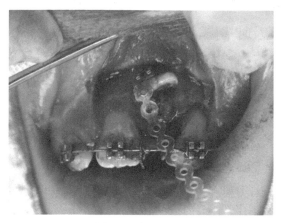

图 121 正畸牵引 4 个月后行二次开窗术

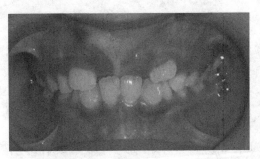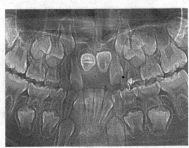

治疗前

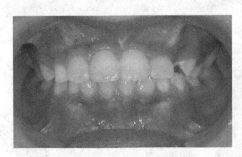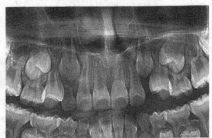

治疗后

图 122 正畸牵引治疗前、后口内相片像及 X 线片比较

【病例分析】

由于上颌中切牙的埋伏阻生，患儿下颌切牙已经过长，咬到上颌的牙龈，埋伏牙的牙根处于发育初期，但是已经有弯曲的趋势，如果不及时牵出，继续发育过程中有可能受到骨阻力而出现牙根弯曲，增加牵引难度。因此，尽早开始牵引非常必要。在第一次开窗手术时，只能暴露出埋伏牙的舌侧面，于是在舌侧面粘接托槽，注意托槽的位置尽量靠近切缘，有利于牙冠向前下方旋转。当牙冠转向前下方后，再次手术更换托槽到牙冠的唇侧，继续牵引，使牙齿模仿正常的萌出过程露出牙冠，并最终排齐到

牙列。这期间由于患儿上唇系带厚且附丽过低，影响左侧上中切牙牙冠的露出，同时进行了上唇系带修整术。闭合式牵引的结果非常令人满意，2颗旋转牵引出的埋伏上颌中切牙都正常排齐入牙列中，牙根发育正常，牙齿稳固无松动，而且牙龈外形美观对称，牙周健康状况也非常好。

56. 病例八　混合牙列期含牙囊肿治疗——手术开窗引流＋固定矫正器正畸牵引

基本情况：男孩，年龄8岁4月龄。

主诉：上门牙牙缝大，在当地医院口腔科就诊发现上颌肿胀，求治。

既往史：无特殊。

家族史：家族成员无类似错𬌗。

一般情况：体健，智力正常。

临床检查：面部不对称，右侧面部显得丰满，张口度基本正常，张闭口无明显关节响。

口腔内检查：混合牙列期，Hellman咬合发育阶段ⅢA；16、11、26、21、36、32、31、46、42、41已经萌出，11、21间隙4mm，21牙冠远中倾斜；上颌左侧21至64牙根方向黏膜明显膨隆，压之有弹性，似乒乓球感，无压痛，触摸边界不清。未发现龋齿。

曲面断层 X 线片（图 123）：左上颌骨内可见约 3cm×4cm 的透影区，边界较清晰，内含侧切牙牙胚，21 牙根被推向近中，23 被推移位至 25 牙胚的根方。

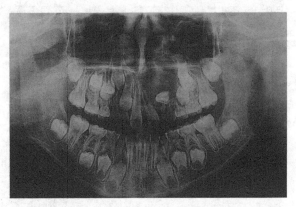

图 123 术前曲面断层 X 线片

CT：可见直径约 4cm 的囊性肿物，21 牙胚位于囊肿内，水平向前生长，23 位于囊肿远中，贴近 25 牙胚（图 124）。

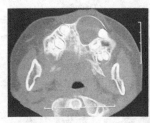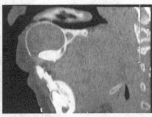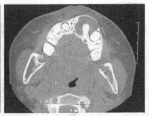

图 124 术前 CT

印象：21 含牙囊肿，23 牙胚异位。

治疗目标：囊肿手术开窗引流，埋伏牙正畸牵引，排齐入牙列。

矫正计划：先行手术囊肿开窗引流，二期正畸牵引。

治疗过程：局麻下手术开窗，拔除 62，扩大切口，有清亮囊液流出，放置引流条，每日更换引流条至不再有囊液流出。1个月后复查，手术窗口已经愈合，上颌左侧骨膨隆部分略有缩小，触之稍硬，靠上方压之略有弹性。术后 3 个月复查曲面断层 X 线片，被囊肿推向远中的 23 开始向近中复位，移动至 34 的根方近中，原囊肿部分有骨沉积迹象，囊中内的 22 依然水平位，无明显改变。术后 10 个月复查，上颌左侧骨膨隆部分基本恢复正常，触压同骨性硬度，无弹性或乒乓球感，11、21 之间间隙 3mm 左右；曲面断层 X 线片显示 23 恢复到 24 牙冠的近中位置，22 仍然水平位并阻挡在 23 的牙尖部位，63 牙根已基本吸收。此时决定开始正畸牵引，手术翻开黏骨膜瓣，在 22 及 23 唇侧粘接托槽，挂链状橡皮圈，原位缝合黏骨膜瓣，上颌放置固定矫正器，采用闭合式牵引方式，首先关闭 11、21 间隙，牵引 22、23。正畸牵引 5 个月后，22、23 可见托槽，牵引 6 个月后 22 牙冠露出。正畸治疗 12 个月后 22、23 大致排入牙列，由于患儿外地居住，离医院较远及经济方面的原因，无法再坚持复诊，对治疗效果满意，遂拆除固定矫正器，结束治疗（图 125 ～图 131）。

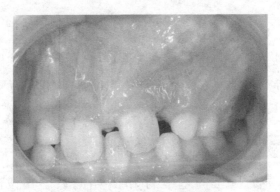

图 125 术后 1 个月口内像

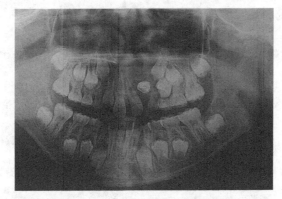

图 126 术后 3 个月曲面断层 X 线片

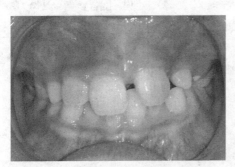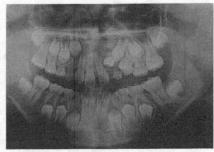

图 127 术后 10 个月口内像、曲面断层 X 线片

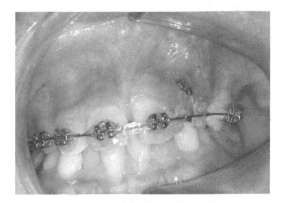

图 128 正畸牵引 5 个月口内像

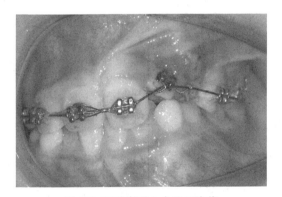

图 129 正畸牵引 6 个月口内像

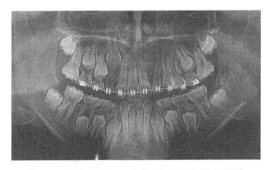

图 130 正畸治疗 10 个月后曲面断层 X 线片

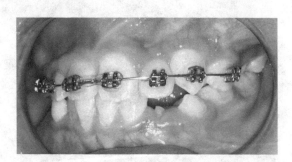

图 131 正畸治疗 12 个月后口内像

【病例分析】

本病例中患儿在 X 线片检查中偶然发现颌骨囊肿，就诊时囊肿比较大，约 3cm×4cm，11、21 间隙 4mm，21 牙冠远中倾斜；上颌左侧 21 至 64 牙根方向黏膜明显膨隆，压之有弹性乒乓球感，无压痛。曲面断层 X 线片显示左上颌骨内可见约 3cm×4cm 大边界清晰的透影区，囊内含有侧切牙牙胚，21 牙根近中移位，23 牙胚移位至 25 牙胚的根方。CT 更清楚地显示囊性肿物直径约 4cm，根据其临床表现和 X 线片检查确诊 21 含牙囊肿，23 牙胚异位。

儿童含牙囊肿的治疗原则与成人患者不同。因为儿童正处于生长发育阶段，颌骨再生能力强，而且囊肿中含有恒牙胚，恒牙胚的保留对儿童的面型发育及功能有重要意义，因此手术需要采用微创的方式，通过开窗引流减压和微创搔刮囊壁，可以使囊腔消失并最大程度地保留囊腔内继承恒牙胚。通过囊液的充分引流，囊腔会逐渐缩小，已经移位的恒牙胚也会逐渐恢复或接近正常位置，不能完全复位的牙齿通过正畸牵引导萌至正常位置。

56. 病例九 混合牙列期反𬌗——隐适美 First 矫正器

基本情况：男孩，年龄 9 岁 3 月龄。

主诉："兜齿"，微笑时嘴歪，影响美观，要求矫正。

既往史：乳牙列期曾在当地医院做过反𬌗矫正。

家族史：家族成员无类似错𬌗。

一般情况：体健，混合喂养，否认张口呼吸、吐舌等口腔不良习惯。

临床检查：面中部凹陷；下唇外翻增厚；颏点右偏；张口度正常，张闭口无明显关节弹响。

口腔内检查：混合牙列，Helman 咬合发育阶段分期Ⅲ A 期；11、12、21、22、31、32、41、42 已经萌出；16、26、36、46 已经萌出，磨牙Ⅲ类，尖牙Ⅲ类关系；53、12、11、21、22 与 83、42、41、31、32 反𬌗；前牙有咬合创伤；下颌中线左偏 1mm；可以退至对刃。54、65、74 龋齿（图 132）。

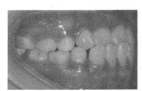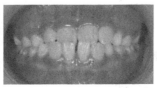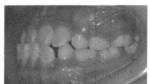

图 132 矫正前口内像

曲面断层 X 线片：恒牙胚发育基本正常（图 133）。

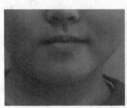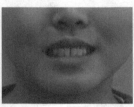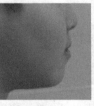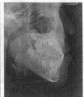

图 133 矫正前面像及头颅侧位 X 线片

头颅侧位分析：Ⅲ类骨面型，平均生长型，上颌发育不足，下前牙舌倾，ANB 角－1。

印象：安氏Ⅲ类错殆，（骨性Ⅲ类）；54、65、74 深龋。

治疗目标：开展上前牙及扩上牙弓，促进上颌向前发育，纠正前牙反殆，改善凹面型，协调磨牙咬合关系。

矫正计划：①隐适美 First 正器矫正纠正前牙反殆，促进上颌发育，避免对下前牙的咬合创伤；建议去口腔科治疗龋齿；②观察牙齿继续替换情况，必要时进行恒牙列期二期矫正。

矫正过程：iTero 扫描仪扫描全口数字化模型和咬合记录。设计矫正器共 29 副，每天戴用 20 小时左右，进食及刷牙时摘下矫正器，同时配合Ⅲ类牵引器。2 个月复查时，戴到第 8 副矫正器，反殆初步解除，磨牙及尖牙关系仍为Ⅲ类关系。第 4 个月复查时，矫正器戴到第 16 副，前牙覆盖覆殆接近正常，磨牙及尖牙关系已经达到中性关系，下颌偏斜得到纠正。目前继续佩戴矫正器以保持效果的稳定性（图 134 ～图 136）。

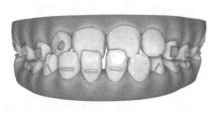
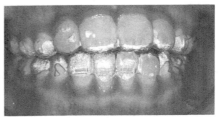

图 134 设计戴入隐适美 First 矫正器

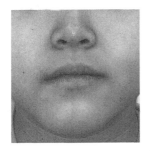
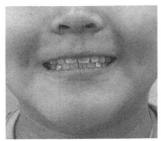
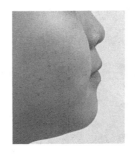

图 135 戴矫正器第 16 周面像

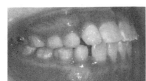
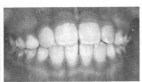
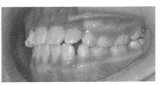

图 136 戴矫正器第 16 周口内像

【病例分析】

本例儿童在乳牙列期曾做过矫正,家长述当时反殆有改善,由于儿童年龄小没有坚持戴矫正器。上颌前牙恒牙替换萌出后又出现反咬合。患儿不能接受固定矫正器,故选择了隐形矫正器。隐适美 First 是一种针对 6 ~ 10 岁儿童早期矫正的透明矫正器。相比传统的矫正器,更美观和舒适,儿童容易接受,也容易清洁牙齿，保持口腔卫生。其计算机辅助设计可以预测牙弓的扩弓量，并且可以同时进行矢状向和水平向扩弓，促进牙弓发育，排齐牙列。与以往的隐形矫正器不同的是，它有针对乳牙的 Smart Force 优化附件和扩弓优化附件，可根据牙齿的大小和形状调节附件的尺寸，更适合混合牙列期的儿童。儿童第一次戴矫正器时，需对其进行自行摘戴矫正器指导，每 5 ～ 7 天更换一副矫正器。每 2 个月复查，检查矫正器的贴合程度，牙齿移动是否正常。患儿对矫正器的适应性很好，矫正达到了预期效果，还有一种其他矫正器目前不具备的优点是可以推下颌磨牙向远中移动，使磨牙恢复中性关系，内收下颌前牙，达到比较稳定的矫正效果。

出版者后记
Postscript

　　科学技术文献出版社自 1973 年成立即开始出版医学图书，40 余年来，医学图书的内容和出版形式都发生了很大变化，这些无一不与医学的发展和进步相关。《中国医学临床百家》从 2016 年策划至今，感谢 600 余位权威专家对每本书、每个细节的精雕细琢，现已出版作品近百种。2018 年，丛书全面展开学科总主编制，由各个学科权威专家指导本学科相关出版工作，我们以饱满的热情迎来了《中国医学临床百家》丛书各个分卷的诞生，也期待着《中国医学临床百家》丛书的出版工作更加科学与规范。

　　近几年，中国的临床医学有了很大的发展，在国际医学领域也开始崭露头角。以北京天坛医院牵头的 CHANCE 研究成果改写美国脑血管病二级预防指南为标志，中国一批临床专家的科研成果正在走向世界。但是，这些权威临床专家的科研成果多数首先发表在国外期刊上，之后才在国内期刊、会议中展现。如果出版专著，又为多人合著，专家个人的观点和成果精华被稀释。为改变这种零落的展现方式，作为科技部所属的唯一一家出版机构，我们有责任为中国的临床医生提供一个系统展示临床研究成果的舞台。为此，我们策划出版了这套高端医学专著——《中国医学临床百家》丛书。

"百家"既指临床各学科的权威专家，也取百家争鸣之义。

丛书中每一本书阐述一种疾病的最新研究成果及专家观点，按年度持续出版，强调医学知识的权威性和时效性，以期细致、连续、全面展示我国临床医学的发展历程。与其他医学专著相比，本丛书具有出版周期短、持续性强、主题突出、内容精练、阅读体验佳等特点。在图书出版的同时，同步通过万方数据库等互联网平台进入全国的医院，让各级临床医师和医学科研人员通过数据库检索到专家观点，并能迅速在临床实践中得以应用。

在与作者沟通过程中，他们对丛书出版的高度认可给了我们坚定的信心。北京协和医院邱贵兴院士说"这个项目是出版界的创新……项目持续开展下去，对促进中国临床学科的发展能起到很大作用"。中国人民解放军第二军医大学孙颖浩校长表示"我鼓励我国的泌尿外科医生把自己的创新成果和宝贵的经验传播给国内同行，我期待本丛书的出版"；北京大学第一医院霍勇教授认为"百家丛书很有意义"。我们感谢这么多临床专家积极参与本丛书的写作，他们在深夜里的奋笔，感动着我们，鼓舞着我们，这是对本丛书的巨大支持，也是对我们出版工作的肯定，我们由衷地感谢作者的支持与付出！

在传统媒体与新兴媒体相融合的今天，打造好这套在互联网时代出版与传播的高端医学专著，为临床科研成果的快速转化服务，为中国临床医学的创新及临床医师诊疗水平的提升服务，我们一直在努力！

科学技术文献出版社